Julia Bütikofer
**Hilfe! Ich muss eine
Impfentscheidung treffen**

Julia Bütikofer

Hilfe! Ich muss eine Impfentscheidung treffen

emu-Verlag

ISBN 978-3-89189-217-6
3. Auflage, 2016
© 2015 by emu Verlags- und Vertriebs-GmbH, Lahnstein
Umschlaggestaltung: Christine Bakeberg, Nürnberg
Coverfoto: © Tetra/doc-stock GmbH
Gesamtherstellung: Kösel, Krugzell

Inhaltsverzeichnis

Julia Bütikofer, Biographie

Ich arbeite seit 1974 schwerpunktmäßig im Impfschadensrecht und habe schon vielen Impfschadensfällen zur Anerkennung und Versorgung verholfen.

Nach meinem zweiten juristischen Staatsexamen im Jahr 1974 war ich zunächst in der Kanzlei Dr. Dr. Weisgerber in Nürnberg angestellt.

Als dort ein Impfschadensmandat einging, wollte keiner meiner Chefs und Kollegen diesen Fall bearbeiten.

Da ich damals die jüngste Mitarbeiterin war und mir niemand unterstellt war, an den ich diesen Impfschadensfall hätte weiterreichen können, **musste** ich ihn bearbeiten.

Mit Unterstützung von Herrn Professor Christoph Wunderlich, München, und Herrn Dr. Buchwald, Bad Steben, erreichte ich damals eine rechtskräftige Impfschadensanerkennung und -Versorgung und zwar sowohl in sozialrechtlicher als auch in zivilrechtlicher Hinsicht.

Eine regelrechte Lawine weiterer Impfschadensfälle rollte daraufhin auf mich zu.

Ich will jedoch nicht aus allem Unheil dieser Welt einen Impfschaden machen, sondern prüfe – mit Hilfe fachkompetenter medizinischer Berater – schon im Vorfeld die Erfolgsaussichten sorgfältig und übernehme nur solche Impfschadensfälle zur Bearbeitung, in denen ich realistische Chancen sehe, eine Impfschadensanerkennung und -Versorgung zu erreichen.

Mein Lebensziel besteht jedoch nicht in erster Linie darin, Impfschäden bestmöglich zu regulieren, sondern durch sensiblen Umgang mit Impfungen Impfschäden bestmöglich zu verhindern.

Nachdem ich in den 80er-Jahren des vergangenen Jahrhunderts noch als die »Erfinderin von Impfschäden« verhöhnt wurde, erkennen allmählich immer mehr klassische Schulmediziner, dass es erhebliche Forschungsdefizite zum Thema »Impfen« gibt und im Impfwesen in großem Umfang mit »Annahmen«, Arbeitshypothesen, »gesicherten Schätzungen« etc. gearbeitet wird.

Die verstorbenen Medizinprofessoren Christoph Wunderlich, München, und Wolfgang Ehrengut, Hamburg, und der Impfpraktiker Dr. Harald von Zimmermann, Köln, haben mir ihr wissenschaftliches Material zum Thema Impfen hinterlassen.

Dies freut mich natürlich sehr.

Ich hoffe, dass ich mit Hilfe dieses großen Wissensschatzes meinen Beitrag zu einem sensibleren Umgang mit Impfungen leisten kann.

Einleitung

Die moderne berufstätige Mutter möchte nach Möglichkeit auch das moderne, pflegeleichte Kind haben, das nie krank sein soll. Viele junge Mütter glauben, dieses »ideale Kind« dadurch schaffen zu können, dass sie es gegen alles und jedes impfen lassen, möglichst schon im dritten Lebensmonat und möglichst mit einer 8-fach-Impfung.

Tritt nach einer Impfung in so frühem Lebensalter eine Impfnebenwirkung oder eine Impfkomplikation auf, ist diese unter anderem angesichts der geringen Reife des frühkindlichen Gehirns seitens aller Beteiligten – auch seitens der Ärzte – schwer beurteilbar, denn ein Säugling im dritten Lebensmonat kann Schmerzen nur durch Schreien ausdrücken. Ob dieses Schreien ein normales Schreien oder ein durch eine (Impf-) Encephalitis verursachtes Schreien ist, wagen selbst sehr erfahrene Impffachleute kaum zu beurteilen.

I Gibt es Impfrisiken und Impfschäden?

Von Impfrisiken und Impfschäden haben sehr viele Menschen noch nie etwas gehört. Es gibt aber auch schwere Impfschäden – wenn auch sehr selten.

Wenn Sie nach einer sogenannten Grippeschutzimpfung (die in Wahrheit nur eine Impfung gegen Influenza ist) an einem sogenannten Guillain-Barré Syndrom (= GBS) leiden, das sind immer wieder auf- und absteigende Lähmungen (wie bei einem von mir vertretenen Fall), die bei Lähmung der Lunge sogar zu akuter Lebensgefahr und zum Tod führen können, hilft es Ihnen nichts, dass das Impfrisiko in Bezug auf diese Erkrankung nur 1 : 1 000 000 beträgt. Den Beipackzettel zu den Impfstoffen, in denen die Impfstoffhersteller diese Impfrisiken aus haftungsrechtlichen Gründen genau auflisten, bekommt kaum ein Elternteil oder ein zu impfender Patient zu sehen.

Ärzte erklären – wenn überhaupt – im Regelfall nur über die Vorteile der Impfungen auf. Man kann und darf den Ärzten hieraus keinen Vorwurf machen, denn in ihrer Ausbildung und in Fortbildungsveranstaltungen wurden und werden sie im Regelfall ebenfalls nur über die Vorteile von Impfungen informiert.

Viele Eltern möglicherweise oder wahrscheinlich impfgeschädigter Kinder erzählen mir immer wieder, bei den regelmäßig durchzuführenden Vorsorgeuntersuchungen habe ihnen der Kinderarzt nur gesagt, diese oder jene Impfung sei »fällig« – nicht mehr. Die meisten Ärzte glauben den Impfstoffherstellern nur zu gerne, dass es wissenschaftlich nachgewiesen sei, dass moderne Impfungen keine schweren Impfschäden verursachen. Es gibt jedoch schwere – rechtskräftig anerkannte und wirtschaftlich gut versorgte – Impfschäden und zwar auch mit modernen Impfstoffen. Dies wissen allerdings nur sehr wenige Menschen, da im Interesse der Aufrechterhaltung der Impfmoral die Mauer des Schweigens über Impfrisiken sehr hoch ist.

In den 80er-Jahren des vergangenen Jahrhunderts wurde in ärztlichen Fortbildungsveranstaltungen noch behauptet, das »Erfinden von Impfschäden« sei offensichtlich eine Arbeitsbeschaffungsmaßnahme für Rechtsanwälte, die offenbar sonst nichts zu tun hätten. Mittlerweile räumen jedoch selbst offizielle Stellen enorme Wissensdefizite zum Thema Impfen ein.

Die Frage, ob das Impfrisiko kalkulierbar ist, beantwortet das Paul-Ehrlich-Institut (PEI) im Bundesgesundheitsblatt 12/2004 auf Seite 1161 wie folgt: »Da die Untererfassung der Meldungen von Impfkomplikationen nicht bekannt oder abzuschätzen ist und keine Daten zu verabreichten Impfungen als Nenner vorliegen, kann keine Aussage über die Häufigkeit bestimmter unerwünschter Reaktionen gemacht werden.«

Selbst Herr Prof. Dittmann, der als langjähriges Mitglied der STIKO sicher nicht dem Verdacht ausgesetzt ist, Impfgegner zu sein, führt im Bundesgesundheitsblatt 4/2002 wortdeutlich aus: »... unser gegenwärtiges Wissen um Impfkomplikationen ist teilweise unvollständig«.

Weil dies so ist, sollte man sich bei auftretendem Impfschadensverdacht sorgfältig mit den möglichen Ursachen der plötzlich auftretenden Beschwerden befassen, statt sich mit bloßen Mutmaßungen zu begnügen, was »am ehesten« Ursache der Beschwerden sein könnte.

Wie sehen Impfschäden aus?

Die Bandbreite von Impfschäden ist riesig. Sie reicht von impf-bedingter Erblindung bis zu motorischen Beeinträchtigungen, Rheuma, schwerem Hirnkrampfleiden, Lähmungen bis hin zur Idiotie (frühere Bezeichnung für schwere geistige Behinderung) und plötzlichem Tod.

Herr Professor Hubertus von Voss, einer der erfahrensten deut-schen Impfschadensgutachter, führte am 10. 04. 2013 bei seiner Anhörung vor dem Landessozialgericht Rheinland-Pfalz in Mainz zum Thema (Impf-)Komplikationen wörtlich aus:

- Allergische Reaktionen bis Schock
- Mono- und Polyneuritiden, Neuropathien (sehr selten)
- Encephalitis zum Beispiel nach Masern in einer Häufigkeit von 1 : 1 Million geimpfter Patienten,
- Guillain-Barré-Syndrom mit Neuritis und Polyradikulitis bis maximal 8 Wochen (oder länger!) nach Impfung möglich ... Literatur: Weißer K et al. Sicherheit von Impfstoffen in Bundes-gesundheitsblatt 2009. 52: 1053–1064.

Nachfolgend einige Beispiele von Impfschadensfällen

Fall 1:

Ich habe ein kleines Mädchen vertreten, welches nach einer Rötelnimpfung so schwer an Rheuma erkrankte, dass es nicht einmal mehr in der Lage war, seine eigene Schultasche zu tragen. Der Fall wurde als Impfschadensfall anerkannt und wirtschaftlich sehr gut versorgt.

Mit entsprechenden Hilfestellungen konnte die junge Frau ein Super-Abitur schreiben, hat allerdings schon mit Anfang Zwanzig den Kiefer einer 70-Jährigen und muss immer wieder mit Cortison behandelt werden. Sie erhält zur Behandlung ihrer durch die Impfung zumindest ausgelösten Rheumaerkrankung immer wieder Chemotherapie.

Fall 2:

Durch die Poliolebendimpfung erkrankte eine meiner kleinen Mandantinnen, welche – obwohl zu früh geboren – in das normale Impfschema hineingepresst wurde, an Impfpolio und war lange Zeit halbseitig schwer gelähmt. Eine Hälfte des Körpers des Mädchens wuchs deshalb nicht mehr richtig mit. Das Kind musste sich in regelmäßigen Abständen schweren Operationen unterziehen, um die während des Wachstums immer wieder auftretende Schiefstellung des Körpers zu »reparieren«.

Dieser Fall sollte damals sogar als Argument für verstärkte Impfkampagnen gegen Polio verwendet werden. Man argumentierte, es sei wieder ein schwerer Fall von Kinderlähmung in Deutschland aufgetreten.

Herr Professor Dr. med. Wolfgang Ehrengut riet mir damals immer wieder, ich solle darauf bestehen, dass das die Lähmung verursachende Virus genauer untersucht werde, da man unterscheiden könne, ob die Lähmung durch das Impfvirus oder das Wildvirus verursacht sei. Nach langem Hin und Her wurde diese von ihm angeregte Untersuchung schließlich doch durchgeführt, und es stellte sich heraus, **dass die Lähmung durch das Impfvirus verursacht war.**

Da das Immunsystem des Frühchens noch nicht optimal funktioniert hatte, war der Körper des kleinen Mädchens nicht in der Lage gewesen, das Impfvirus, welches im Magen-Darm-Trakt seine Neurovirulenz (krankmachende Wirkung) wiedergewonnen hatte, ausreichend unter Kontrolle zu halten. Der Fall wurde versorgungsrechtlich als Impfschadensfall anerkannt und ist wirtschaftlich sehr gut versorgt.

Fall 3:
Ich habe einen Notar vertreten, der als Folge der sogenannten »Grippeschutzimpfung« (richtig: Influenzaimpfung), die zu einem Zeitpunkt durchgeführt wurde, als er schwerem beruflichem und privatem Stress ausgesetzt war (und daher sein Immunsystem offenbar nicht optimal funktionierte), an so schweren Lähmungen (GBS) erkrankte, dass er seinen Beruf aufgeben musste. Sein Atemvolumen war so deutlich reduziert, dass er bei Beurkundungen nicht einmal mehr den Text der notariellen Urkunden vorlesen konnte. Der Fall wurde als Impfschadensfall anerkannt und versorgt.

Fall 4:

Ein Junge litt nach einer Masernimpfung kurz nach seinem ersten Geburtstag an »pseudopsychotischem Verhalten« mit autistischen Zügen und schwerer Intelligenzminderung. Der Fall wurde als Impfschadensfall anerkannt und sehr gut versorgt. Man sieht dem jungen Mann seine schwere Behinderung äußerlich nur leicht an; er hat jedoch keinerlei Gefahrenbewusstsein. Die Mutter des impfgeschädigten jungen Mannes kann ihn keine Sekunde unbeaufsichtigt allein lassen, weil er sonst selbst- oder gemeingefährlich würde. Er schaltet beispielsweise den Elektroherd im Elternhaus auf höchste Stufe und geht dann aus dem Zimmer, weil er sich in der nächsten Minute schon nicht mehr daran erinnern kann, was er vor kurzem getan hat. Auf der Straße läuft er los, wenn die Fußgängerampel auf »rot« schaltet, weil er die Bedeutung der Verkehrsampeln nicht erkennt.

Fall 5:

Ein kleines Mädchen wurde zu einem Zeitpunkt gegen Masern geimpft, als der Bruder des Mädchens an einer Viruserkrankung litt. Offenbar war auch das kleine Mädchen bereits mit dem Virus, das beim Bruder zur Erkrankung geführt hatte, infiziert, als es diese Masernimpfung erhielt. Das Mädchen erkrankte unter »Impfmasern« mit zunächst schlaffen, dann spastischen Lähmungen. Es hatte seine Beine nicht mehr voll unter Kontrolle und konnte ohne Hilfe nicht mehr laufen. Der Fall wurde als Masernimpfschaden anerkannt und zumindest versorgt.

Über die Höhe der der mittlerweile erwachsenen jungen Frau zustehenden Impfschadensrente war noch – mehr als ein Jahrzehnt nach der Impfschädigung – ein Prozess anhängig.

Heute haben sich die Lähmungen der jungen Frau zwar so

WIE SEHEN IMPFSCHÄDEN AUS?

zurückgebildet, dass sie wieder allein laufen kann; die junge Frau steht jedoch – impfschadensbedingt – von der Intelligenz her auf dem Stand eines Erstklässlers; sie kann nicht mit Geld umgehen, hat keinerlei Gefahrenbewusstsein und ist völlig antriebsschwach. Am liebsten würde sie den ganzen Tag im Bett liegen und Musik hören. Der Vater der jungen Frau konnte die Probleme, welche ein schwer behindertes Kind in jede Familie bringt, nicht verkraften und beging Selbstmord.

Fall 6:

Ein kleines Mädchen (geb. 28. 11. 1988) aus einer Familie, in der keine Anfallsleiden auftraten, wurde nach problemloser Schwangerschaft mit optimalen APGAR*-Werten geboren. (APGAR = **A**tmung, **P**uls, **G**rundtonus, **A**ussehen, **R**eflexe werden nach einem Punkteschema unmittelbar nach der Geburt bewertet).

Es entwickelte sich bis zum Alter von 6 Monaten, als es eine Mehrfachimpfung erhielt, geradezu beispielhaft gut. Kurz nach der Impfung bekam das Kind sehr hohes Fieber und krampfte heftig. Man ging zunächst nur von einem harmlosen Fieberkrampf aus. Nachfolgend gebe ich einen Bericht der Mutter dieser impfgeschädigten jungen Frau wieder.

Ich zitiere: »Unsere Tochter wurde am 28. 11. 1988 geboren. Es war eine leichte Entbindung, und wir freuten uns sehr über unsere zweite Tochter. Die ersten Monate verliefen problemlos. Unsere Tochter entwickelte sich zu einem süßen und sehr freundlichen Baby. Im Mai 1989 wurde unsere Tochter zum zweiten Mal gegen Polio (Kinderlähmung), Diphterie und Tetanus geimpft. Als ich unsere Tochter vier Tage nach dieser Impfung nach dem Mittagsschlaf aus dem Bett holte und sie wickeln wollte, legte sie plötzlich ihren Kopf schief, der Blick ging ins Leere und sie fing an, am ganzen Körper zu zucken. Als nach ca. 15 Minuten der Notarzt eintraf, krampfte sie noch immer. Der Anfall wurde mit Diazepam beendet und wir in die Kinderklinik gebracht. Dort vermutete man als Ursache des Krampfanfalls ein Dreitagefieber, auch eine beginnende Lungenentzündung wurde vermutet. Beides wurde später als Ursache widerlegt. Wir wurden aus der Klinik entlassen mit dem Rat, für den Notfall immer eine Diazepamrectiole (Zäpfchen) dabei zu haben. Ansonsten gingen wir davon aus, unsere Tochter hätte nur einen Fieberkrampf gehabt und es würde hoffentlich der einzige bleiben. **Als ich fragte, ob der Anfall etwas mit der Impfung zu tun haben könnte, wurde mir versichert, dass dies nicht der Fall sei.**

Einige Wochen später hatte unsere Tochter den nächsten Anfall, dann kam noch ein Anfall usw. Unsere Tochter hatte immer Fieber oder erhöhte Temperatur, ohne dass eine Ursache zu erkennen war. Nachdem der Kinderarzt erfolglos versucht hatte, unsere Tochter mit Luminaletten zu behandeln und auch ein Aufenthalt in der Uniklinik Frankfurt uns nicht weiterbrachte, bestand ich als Mutter auf einer Einweisung in die Uniklinik Mainz. Da auf der ›Igelstation‹ kein Bett frei war, verbrachten wir die ersten Tage auf der normalen Kinderstation. An einem späten Novembernachmittag wurden wir dann auf die ›Igelstation‹ verlegt ... Dort sah man vielen Kindern auf den ersten Blick ihre Krankheit an. ... Ich hatte dagegen ein ›ganz gesundes Kind‹, das nur manchmal krampfte! ... Nach vier Wochen wurden wir entlassen, und nach einem weiteren Aufenthalt bei den ›Igeln‹, und auf Ergonil und Brom eingestellt, ging es unserer Tochter erst einmal gut. Auch in Mainz wurde auf meine Frage kein Zusammenhang zwischen den Anfällen unserer Tochter und der Impfung gesehen.

Sechs Monate war unsere Tochter anfallsfrei. Es stand noch die dritte Polio-, Diphterie- und Tetanusimpfung an. **Alle von uns** angesprochenen Ärzte sahen keine Verbindung zwischen Krankheit und Impfung, sondern rieten uns, ›gerade so ein Kind‹ impfen zu lassen.

Unsere Tochter bekam also die dritte Impfung gegen Polio, Diphterie und Tetanus und hatte schon in der folgenden Nacht hohes Fieber.

In der folgenden Nacht wurde unsere Tochter wieder in Mainz aufgenommen.

Dort verbrachte sie zwei Wochen mit hohem Fieber, dessen Ursache nicht klar war.

Wieder wurde keine Verbindung zwischen Erkrankung und Impfung gesehen.

Es folgte ein Herbst und ein Winter, in denen Antibiotika wohl das Hauptnahrungsmittel unserer Tochter waren.

Mittlerweile war unsere Tochter zwei Jahre alt. Sie hatte viele Anfälle, ständig Fieber. Ich schlief im Jogginganzug für den Fall, dass wir nachts in die Klinik mussten.

Als unsere Tochter drei Jahre alt war, stellten wir beim Versorgungsamt einen Antrag auf Anerkennung eines Impfschadens. Unser Antrag wurde abgelehnt. Wir legten Widerspruch ein. Dieser wurde ebenfalls abgelehnt, und wir gaben uns zu diesem Zeitpunkt geschlagen. Wir hatten keine Möglichkeit, etwas zu beweisen, die Bedenken blieben jedoch.

Mittlerweile hatte unsere Tochter einen Behindertenausweis, der ihr einen Grad der Behinderung (GdB) von 100 % bescheinigte.

Außerdem entwickelte unsere Tochter Absencen und myoklonisch astatische Anfälle, wovon sie bis zu hundert am Tag hatte.

Wir stellten unsere Tochter Herrn Dr. Rochel in Königstein vor, der erste Arzt, der unsere Bedenken, es könne ein Zusammenhang mit der Impfung bestehen, ernst nahm.

Es folgten lange Klinikaufenthalte in der Taunusklinik in Falkenstein, im Epilepsiezentrum in Bethel sowie im Epilepsiezentrum Kehl-Kork.

In beiden Epilepsiezentren wurde ein Impfzusammenhang verneint.

Unsere Tochter probierte alle Medikamente aus, die auf dem Markt zur Verfügung standen, jedoch ohne nennenswerten Erfolg.

Erst als das Medikament Ergenyl als Ergenyl chrono zur Verfügung stand, bekamen wir die kleinen Anfälle in den Griff.

Unsere Tochter war mittlerweile sechs Jahre alt, die Einschulung stand bevor und in diesem Alter auch eine Auffrischimpfung von Polio, Diphterie und Tetanus.

Als ich unseren Kinderarzt auf meine Bedenken hinwies, sagte er mir, er würde uns die Impfung empfehlen, möchte sie aber selbst nicht durchführen!!

Wir sprachen auch Dr. Rochel an. Er versprach, verschiedene Kollegen auf den Fall unserer Tochter und unsere Ängste hinsichtlich des Impfens anzusprechen. Endlich kam etwas in Bewegung, denn wir fanden jemanden, der unsere Vermutung teilte.

Dadurch ermutigt, nahmen wir Kontakt zum Schutzverband für Impfgeschädigte auf, fanden eine wunderbare Anwältin. Diese sorgte dafür, dass der Fall unserer Tochter wieder aufgenommen wurde.

Das war 1997. Unsere Tochter war nun sieben Jahre alt.

Zu schildern, was an Schriftverkehr unter anderem folgte, würde den Rahmen hier sprengen.

Wir hatten das große Glück, dass auf Initiative unserer Anwältin kein geringerer als Prof. Dr. med. Doose aus Kiel als Gutachter vom Gericht bestellt wurde.

Er unterstützte unsere Vermutung, dass die Ursache für die Behinderung unserer Tochter ein Impfschaden ist.

Am 16. 02. 2000 gewannen wir den Prozess gegen das Land Hessen. Unsere Tochter hatte nun Anspruch auf Rente. Unsere Freude war verfrüht. Das Versorgungsamt legte Berufung gegen das Urteil ein.Wir waren geschockt. Sollte doch alles vergeblich gewesen sein? Es wurde ein zweiter Gutachter vom Gericht beauftragt, den Fall unserer Tochter zu beurteilen. Dieser schloss sich nach bangen Monaten für uns der Meinung des ersten Gutachters an.

Das Versorgungsamt zog daraufhin endlich seine Berufung zurück, und das einen Impfschaden anerkennende Urteil wurde Anfang 2001 rechtskräftig. Unsere Tochter hatte nun endlich Anspruch auf eine Rente, auch auf eine Nachzahlung bis zu dem Zeitpunkt unseres ersten Antrages auf Anerkennung eines Impfschadens.

Über die endgültige Rentenhöhe streiten wir … noch heute mit dem Versorgungsamt.

… Unsere impfgeschädigte Tochter gilt als therapieresistent, hat in vielen Bereichen einen Entwicklungsstand eines etwa vierjährigen Kindes … Sie kann sprechen und laufen … wird sich aber niemals selbst versorgen können. Somit ist die Gewissheit, dass sie immer eine Rente bekommen wird, sehr beruhigend.

Ich möchte allen Familien Mut machen, auf ihr Gefühl zu vertrauen und sich nicht entmutigen lassen.

Ich bin nach wie vor kein Impfgegner, aber wesentlich skeptischer als früher. Impfungen haben schon viel Schlimmes verhindert, jedoch auch Schlimmes angerichtet …«

Neun Jahre später setzte die Mutter dieser Impfgeschädigten ihren Bericht fort wie folgt:

»Gemeinsame Unternehmungen mit unserer impfgeschädigten Tochter sind nur mit einem Rollstuhl möglich. Unsere Tochter ist körperlich nur wenig belastbar und nach einem eventuellen Anfall nicht mehr in der Lage zu laufen.

Sie hat in den letzten Jahren medikamentenbedingt immer weiter zugenommen.

Dies führt zu weiteren gesundheitlichen Problemen.

Sie muss Stützstrümpfe tragen. Es ist abzusehen, dass sie durch ihre schlechte Körperhaltung weitere Beschwerden am Bewegungsapparat bekommen wird.

Unsere Tochter zu regelmäßigen krankengymnastischen Übungen zu motivieren, ist schwierig bis unmöglich …

Die Epilepsie unserer Tochter hat sich immer wieder verändert, mal hatte sie vorwiegend Grand Mal-Anfälle, dann myoklonisch astatische Anfälle.

In den letzten Jahren hatte unsere Tochter schwerpunktmäßig nächtliche Anfälle. Hier ist zwar das Verletzungsrisiko gering, dafür begleitet uns stets die Angst, dass wir eine nächtliche Notsituation nicht erkennen könnten. Manchmal hat unsere Tochter bis zu vier Grand Mal-Anfälle in der Nacht und verschläft dann den nächsten Tag fast vollständig.

Wir schlafen in getrennten Zimmern, allerdings mit einer Verbindungstür, die die ganze Nacht offen steht.

Wir könnten noch weiter aufzählen, was unser Leben schwierig macht.

Trotzdem haben wir es in den letzten Jahren geschafft, unser gemeinsames Schicksal anzunehmen …

Unser Weg ist sehr durch die Krankheit unserer Tochter geprägt worden …

Unsere ältere gesunde Tochter hat Sonderpädagogik studiert und ihre Diplomarbeit zum Thema Delphintherapie geschrieben … Mein Mann engagiert sich ehrenamtlich seit vielen Jahren in der Lebenshilfe, und ich arbeite weiterhin im Kindergarten und begleite seit vielen Jahren Familien mit Kindern mit Behinderung im Rahmen von Integrationsmaßnahmen … Aufgrund eigener

Erfahrung konnte ich mich immer sehr gut in die Familien einfühlen, deren Leben auf einmal aus den Fugen geraten ist …

Ich frage mich oft, ob der massive Anstieg von Verhaltensauffälligkeiten bei sehr kleinen Kindern in einem Zusammenhang mit immer mehr Mehrfachimpfungen stehen könnte …«

Dies ist der Bericht einer Mutter, deren Familie mit dem schweren Schicksal, ein impfgeschädigtes Kind zu haben, erstaunlich gut fertig geworden ist.

Die meisten Familien zerbrechen allerdings, wenn eines der Kinder einen schweren Impfschaden erleidet.

Es gibt aber auch Familien, in denen die Geschwister des Impfgeschädigten durch den Impfschaden lernen, soziale Verantwortung zu tragen und die Eltern bei der Pflege und Betreuung des Impfgeschädigten entlasten.

Fall 7:

Den nachfolgend abgedruckten Bericht der Mutter einer als impfgeschädigt rechtskräftig anerkannten jungen Frau habe ich etwas gekürzt.

Erschreckende Details habe ich im Interesse der Impfmoral gestrichen, zumal die Keuchhustenganzkeimkomponente, die in diesem Fall wahrscheinlich für den schweren Impfschaden verantwortlich war, heute in Impfstoffen keine Verwendung mehr findet.

Ich zitiere:»Unsere Tochter ist am 31.03.1983 als gesundes Baby zur Welt gekommen. Unsere Tochter entwickelte sich bis zur Impfung mit 3 ½ Monaten problemlos. Sie schlief schon mit sechs Wochen durch, war ausgeglichen und motorisch schon sehr gut entwickelt. Sie konnte sich an den Fingern hochziehen, hielt den Kopf aus eigener Kraft hoch und fing schon an zu plappern.

Nach einer 4-fach-Impfung (mit u.a. dem Keuchhustenganzkeimimpfstoff), welche unsere Tochter mit 3 ½ Monaten erhielt, **änderte sich das Verhalten unserer Tochter schlagartig.** Wir erlebten schlaflose Nächte mit schrillem Schreien unserer Tochter bis hin zu Bewusstlosigkeit unserer Tochter.

Auf monatelange Suche nach kompetenten Ärzten, die uns helfen könnten, folgten jahrelange Schuldgefühle von uns Eltern. Die Schuld, das eigene gesunde Kind durch eine viel zu frühe Impfung für immer geschädigt zu haben, ist erdrückend.

Während der langen Krankenhausaufenthalte unserer Tochter wurden wir als Eltern mit unseren Schilderungen über das Verhalten unserer Tochter oft als Lügner abgestempelt.

Auch durch lange Krankenhausaufenthalte unserer Tochter konnte keine Besserung ihres Zustands herbeigeführt werden …

Unsere Tochter benötigt schon seit rund 30 Jahren eine 24-Stunden-Betreuung.

Unsere Tochter hat nie ein Wort gesprochen.

Sie kann es nicht zeigen, wenn sie Schmerzen hat. Sie kann nicht auf die Toilette gehen. Sie kann nicht deutlich machen, wenn sie Durst oder Hunger hat. Sie kann ihre eigenen Hände nicht koordinieren und somit auch nicht greifen.

Unsere Tochter leidet impfbedingt auch unter Krämpfen. Diese immer wieder plötzlich auftretenden Krampfanfälle erfordern große Aufmerksamkeit seitens aller Familienmitglieder. Dann, wenn unsere impfgeschädigte Tochter krampft, muss alles, was wir gerade tun, … sofort unterbrochen werden, um unserer impfgeschädigten Tochter zu helfen. Wenn diese einen solchen schweren Krampfanfall hat, kann sie sich lebensgefährlich verletzen und auch ersticken. Besonders nachts leidet unsere impfgeschädigte Tochter vermehrt unter Krampfanfällen, was eine ununterbrochene Beobachtung erfordert.

Die Verantwortung für ihre impfgeschädigte Schwester mussten auch unsere anderen Kinder schnell mit übernehmen, was für sie nicht leicht war.

Unsere gesunden anderen Kinder wurden in der Schule gehänselt und gemobbt, weil ihre große Schwester ›nicht normal‹ war. Unsere impfgeschädigte Tochter hat unser Leben grundlegend verändert. Unsere impfgeschädigte Tochter ist unser Engel. Wenn es ihr gut geht, geht es uns auch gut.

Wir haben durch unsere impfgeschädigte Tochter gelernt, im Jetzt zu leben und das Beste daraus zu machen und nicht in der Vergangenheit zu verharren oder Angst vor der Zukunft zu haben. Veränderungen prägen unser Leben.«

Fall 8:
Der nachfolgend im Originaltext eingefügte Bericht hat mich sehr berührt:

»Unser Sohn, der heute 24 Jahre alt ist, erlitt im Alter von ca. 1 ½ Jahren im September 1989 durch eine Masern-Mumps-Impfung einen dauerhaften Impfschaden.«

(Auch dieser Fall wurde als Impfschaden anerkannt und wirtschaftlich sehr gut versorgt.)

»Aufgrund dieses Impfschadens ist N. in der sprachlichen und motorischen Entwicklung abrupt stehengeblieben. Bereits vorhandene Fähigkeiten, wie z.B. Spielen, Kommunizieren, Benutzung seiner Hände für alltägliche Dinge des Lebens etc., gingen teilweise unwiederbringlich verloren.

N. zog sich jahrelang in sich zurück und begann, autistische Verhaltensweisen zu zeigen. Heute ist N. auf umfangreiche Hilfe in allen Lebenslagen angewiesen.

Er benötigt zum Beispiel Hilfe beim An- und Ausziehen, beim Toilettengang, bei der Nahrungszubereitung und beim Essen, bei der Bedienung von Gegenständen des täglichen Lebens (zum Beispiel Fernseher), im Straßenverkehr auf Grund seiner Orientierungslosigkeit und fehlendem Bewusstsein für Gefahren, auch beim Gehen über schwieriges Gelände.

Er muss tags und auch nachts unter Aufsicht stehen und kann nicht allein gelassen werden.

Seine sprachlichen Fähigkeiten sind sehr stark eingeschränkt, er kann viele Wünsche oder Bedürfnisse nicht über Sprache äußern, allerdings über die Methode der gestützten Kommunikation über Schreibtafeln mit Ja und Nein oder auch kurzen Sätzen antworten beziehungsweise sich ausdrücken.

Die Impfung hatte und hat immer noch starke Auswirkungen auf das ganze Familienleben. Der gesamte tägliche Ablauf der letzten 24 Jahre und sämtliche Freizeitaktivitäten wurden auf die Bedürfnisse bzw. Möglichkeiten von N. abgestellt. Wir Eltern und die beiden Geschwister beschäftigen sich große Teile ihrer Anwesenheit mit der Beaufsichtigung und Unterstützung von N.

Insbesondere die ersten Jahre nach Auftreten des Impfschadens investierten wir extrem viel Zeit in die Therapie zur Wiederherstellung oder Förderung von Fähigkeiten und Fertigkeiten. Auch heute ist das noch der Fall.

Das gesamte Denken und Handeln, insbesondere seiner Mutter, drehte und dreht sich noch heute sehr stark um ihn, Tag und Nacht – eine hohe physische wie psychische Herausforderung.

Trotz allem hat uns N. unendlich viel gegeben. Alle Familienmitglieder haben von ihm und durch ihn viel gelernt und letztendlich unheimlich profitiert. Er gibt uns all das zurück, was wir in ihn investierten, mit Dankbarkeit, Zuneigung und Liebe. Das möchten wir alle nie im Leben missen. Trotz des durch eine Impfung ausgelösten Schicksals und all der dadurch ausgelösten Sorgen und Nöte sehen wir heute vor allem die guten Seiten und das schöne und stabile Miteinander mit ihm im Kreis der Familie.«

Dies ist der Bericht einer Familie, die ich seit Jahrzehnten auf ihrem schwierigen Weg in rechtlicher und menschlicher Hinsicht beglei- ten durfte. Dies ist aber auch einer der wenigen Ausnahmefälle. Meistens zerbricht jedoch die Familie oder die Ehe an dem schwe- ren Schicksal, ein impfgeschädigtes Kind zu haben oder daran, dass ein Ehepartner einen schweren Impfschaden erlitten hat.

* Anmerkung zu Seite 17, Fall 6:

Verlag und Autorin bedanken sich sehr herzlich bei Frau Professor Dr. Rosemarie Dietze aus Leipzig. Sie gab den Hinweis, dass die Bezeichnung APGAR eine Ehrung für die US-amerikanische Medizinerin Virginia Apgar (1909–1974) ist, welche diesen Wert entwickelt und 1952 vorgestellt hat.

Obwohl kein Parteimitglied, machte Frau Prof. Dietze in der Ex-DDR eine Bilderbuchkarriere. Sie war im DDR-Gesundheitsministerium in führender Position mit der Prüfung und Bearbeitung von Impfschadensverdachtsfällen befasst. In Kooperation mit Herrn Professor S. Dittmann (Mitglied der STIKO) hat sich Frau Professor Dietze in der DDR nicht gescheut, Impfschäden nach der Impfung mit dem russischen Polio-Impfstoff öffentlich zu machen. Aus dieser Zusammenarbeit kennt und schätzt Sie Herrn Professor Dittmann außerordentlich.

II Schwere Impfschäden mit modernen Impfstoffen sind sehr selten

Wie die vorstehenden Beispielsfälle zeigen, gibt es jedoch auch mit modernen Impfstoffen schwere Impfschäden, wobei hinsichtlich der Zahl der Impfschäden sehr große Unklarheit herrscht, weil die im Infektionsschutzgesetz normierte **gesetzliche Meldepflicht** von der Mehrzahl der Mediziner aus verschiedenen Gründen nicht – oder zumindest nicht ausreichend – beachtet wird.

Die Frage, ob das Impfrisiko kalkulierbar ist, beantwortet das Paul-Ehrlich-Institut (PEI) im Bundesgesundheitsblatt 12/2004 auf S. 1161 mit aller nur wünschenswerten Deutlichkeit: »Da die Untererfassung der Meldungen von Impfkomplikationen nicht bekannt oder abzuschätzen ist und keine Daten zu verabreichten Impfungen als Nenner vorliegen, kann keine Aussage über die Häufigkeit bestimmter unerwünschter Reaktionen gemacht werden.«

Wir haben zwar seit dem Inkrafttreten des Infektionsschutzgesetzes eine gesetzliche Meldepflicht über Impfschadensverdachtsfälle. Die Meldemoral der Ärzte wurde jedoch durch diese gesetzliche Meldepflicht kaum beeinflusst. Nur wenige Ärzte kennen sie. Die Verantwortlichen tun sehr wenig dazu, diese Meldepflicht bei den Ärzten bekannt zu machen.

Wenn ein schwerer Impfschaden jedoch eine Familie oder ein Ehepaar trifft, ist dies sehr tragisch, auch wenn die Versorgung rechtskräftig anerkannter Impfschadensopfer in Deutschland weltweit führend ist.

Impfungen sind zwar **theoretisch** genial, in der Praxis gibt es jedoch gelegentlich Probleme, zum Beispiel:

1) Weil Impfungen Menschen entweder zu einem ungünstigen Zeitpunkt verabreicht werden (wenn das Immunsystem bereits mit einem anderen Erreger kämpft) oder

2) weil der Impfling den Impfstoff selbst (z.B. artfremdes Eiweiß) oder seine Impfzusatzstoffe (unter anderem Nervengifte wie Quecksilber und Aluminiumverbindungen) nicht gut verträgt und hierauf womöglich sogar allergisch reagiert oder

3) weil der Impfling die Impfzusatzstoffe nicht – wie von den Immunologen geplant – zeitnah wieder ausscheiden kann, sondern sie im Körper – und womöglich sogar im Gehirn – einlagert.

Es kann nach Impfungen zu schweren allergischen Reaktionen bis hin zum – evtl. sogar tödlichen – anaphylaktischen Schock (Unverträglichkeitsreaktion gegen körperfremde Eiweiße) kommen.

Als normale und zu tolerierende Impfnebenwirkungen gab der sehr erfahrene Impfschadensgutachter Professor Dr. med. Hubertus von Voss in einem Gutachten für das Landessozialgericht Mainz (AZ L 4 VI 4/07) an:

»Lokal- und Allgemeinreaktionen bei 20 % der Impflinge. Sie sind prinzipiell erwartet. Rötung, Schmerzhaftigkeit, Schwellung an der Einstichstelle, gelegentlich Vergrößerung der lokalen Lymphknoten. Sie gelten als normale Reaktion und Auseinandersetzung mit dem Impfstoff.

Allgemeinsymptome: leichte bis mäßige Temperaturerhöhung, grippeähnliche Symptomatik (Frösteln etc.), Appetitlosigkeit, Übelkeit, Erbrechen (1 % der Impflinge).

Sie werden auch unterschieden nach Lokalreaktionen, z.B. Rötung an der Einstichstelle, Schmerzhaftigkeit etc.

Allgemeinreaktionen: Fieber in der Regel unter 39,5° C, Unwohlsein, Übelkeit, Unruhe, hypotone oder hyporesponsive Episoden (wenige Minuten nach der Impfung bis Maximum 48 Stunden) nach der Impfung bis mehrere Tage nach der Impfung (= Einzelfallberichte).

Langzeitschäden wurden danach nicht beobachtet.

Schrilles Schreien kommt vor (im niederen Prozentbereich).

Fieberkrämpfe bei Fieber um oder über 39,5 Grad Celsius oder zwei Tage nach der Impfung bei Totimpfstoffen, bei Lebendviren-Impfstoffen: bis 14 Tage nach der Impfung.

Krampfanfälle bei geimpften Kindern unter 4 Jahren sind selten. Krampfanfälle treten aber auch unabhängig von Impfungen bei 4 % aller Kinder unter 6 Jahren auf. Damit ist eine zufällige Koinzidenz zwischen Impfung und Krampfanfall möglich!«

Wussten Sie dies? Hat Ihr Arzt Ihnen das gesagt?

Ich vertrete seit Jahrzehnten einen jungen Mann, der kurz nach einer Poliolebendimpfung im ersten Lebensjahr von seiner Mutter, einer erfahrenen Altenpflegerin, die viele Erfahrungen mit Sterbenden hat, vermeintlich tot in seinem Bettchen aufgefunden wurde. Nachdem die Mutter ihren kleinen Sohn heftig geschüttelt hatte, fing er wieder an zu atmen.

Angesichts dieses Nahtoderlebnisses ihres Sohnes brachte die Mutter ihren Sohn sofort zum Arzt, der im selben Haus, in dem die Familie des Impflings wohnte, seine Praxis hatte. Der Arzt veranlasste sofort eine Klinikeinweisung. Man konnte (oder wollte?) dort keine Ursache dieses Atemstillstands finden. Nach diesem Nahtoderlebnis kam es zu einem Entwicklungsstillstand des Impflings. Er lernte kaum noch etwas hinzu. Er hörte monatelang nicht.

Deswegen kam es zu schweren Zerwürfnissen zwischen den Eltern, weil der Vater des Impflings seiner Frau vorwarf, sie fördere den gemeinsamen Sohn nicht ausreichend und schenke ihm nicht die erforderliche Zuwendung.

Schließlich wurde die vor der Impfung und dem Nahtoderlebnis des Impflings sehr glückliche Ehe der Eltern geschieden.

Die Eltern haben für ihren Sohn beim zuständigen Versorgungsamt Antrag auf Impfschadensanerkennung und -versorgung gestellt.

In erster Instanz wurde der Prozess gewonnen. Das Land Hessen legte jedoch Berufung ein. Das Berufungsverfahren ist nun schon seit 2009 anhängig. Es wurden seitens des im Berufungsverfahren beauftragten Impfschadensgutachters umfangreichste – auch genetische – Untersuchungen durchgeführt.

Der Chromosomensatz des Impflings war optimal. Es konnten keine genetischen Normabweichungen festgestellt werden.

Der Gutachter erstellte schließlich ein Gutachten dahingehend, dass die Ursache der geistigen Behinderung des Impflings unbekannt (»kryptogen«) sei.

Der Prozess ist derzeit noch beim Hessischen Landessozialgericht in Darmstadt anhängig. Man darf auf den Ausgang des Prozesses gespannt sein.

Die Versorgungsverwaltung argumentiert, schwere Schäden nach impfbedingten hypotonen/hyporesponsiven Episoden seien unbekannt.

Das heißt also nichts anderes als: Es wird nicht nach den Folgen solcher Fälle geforscht. Also kann es solche Fälle nicht geben.

Man versucht der Bevölkerung immer wieder einzureden, es sei wissenschaftlich gesichert, dass moderne Impfstoffe keine schweren Impfschäden verursachen.

Wenn ich mir erlaube zu fragen, mit welchen Methoden der Wissenschaft dies »wissenschaftlich gesichert« wurde, höre ich immer wieder, dass dies mit epidemiologischen Studien sorgfältig untermauert sei.

Dies bedeutet jedoch im Klartext nichts anderes, als dass man uns mit Methoden der Statistik glauben machen möchte, es gebe mit modernen Impfstoffen keine schweren Impfschäden. Methoden der Statistik sind jedoch gerade in der Medizin aus verschiedenen Gründen nur mit äußerster Vorsicht zur Wahrheitsfindung und Kausalitätsbeurteilung heranzuziehen.

Trotzdem versucht u.a. die Pharmaindustrie leider immer wieder, mit Methoden der Statistik nachzuweisen, dass es mit modernen Impfstoffen keine schweren Impfschäden gibt.

Ärztlicherseits wird leider häufig verkannt, dass statistische Erkenntnisse gerade über Impfkomplikationen angesichts deren großer Seltenheit mit äußerster Vorsicht zu behandeln sind.

Dies liegt zunächst daran, dass in allen medizinischen Angelegenheiten grundsätzlich der konkrete Patient mit seiner je konkreten Anamnese und seiner konkreten Genetik Maßstab für jegliches Handeln und Unterlassen des Arztes sein muss.

Wenn also statistische Erkenntnisse für die Diagnose, Therapie und Kausalitätsbeurteilung irgendwie herangezogen werden sollen, dann müsste zunächst immer festgestellt werden, dass der konkrete Patient gewissermaßen ein Durchschnittsexemplar der Gesamtpopulation darstellt.

Häufig ist es jedoch so, dass die möglicherweise Impfgeschädigten in Bezug auf ihre Immun- und Impfgeschichte sowie auf ihre Genetik und sonstige Anamnese »außergewöhnliche Impflinge« waren, denen impfmedizinisch mit der größten Vorsicht und Achtsamkeit hätte begegnet werden müssen, weil sie irgendwelche »Schwachstellen« aufwiesen, z.B. weil

- sie wesentlich vor dem errechneten Geburtstermin geboren wurden,

- es Sauerstoffmangelzustände bei der Geburt gab,
- bei der Geburt »subdurale Ergüsse« (unter der Hirnhaut) auftraten (die vor allem bei Zangengeburten immer wieder vorkommen).

Der Impfkritiker Dr. med. Gerhard Buchwald sprach in seinen Vorträgen und Veröffentlichungen immer wieder davon, dass Kinder mit irgendwelchen gesundheitlichen »Hypotheken« in seinen Augen wie »Knickeier« betrachtet werden müssen, die leichter ganz einbrechen können als unbeschädigte Eier.

Ob diese Beurteilung richtig ist, kann und will ich als Juristin natürlich nicht beurteilen. Der von Herrn Dr. Buchwald gewählte Vergleich erscheint mir jedoch zumindest einleuchtend.

Davon abgesehen ist zu berücksichtigen, dass eine am Durchschnitt, an mangelhaften Stichproben und Meldungen – bei ärztlicherseits kaum beachteter Meldepflicht – und an ungenauen Fallfragen orientierte Statistik, nicht zuletzt im Hinblick auf das wissenschaftlich allgemein anerkannte »Underreporting« (Untererfassung – d.h. nur ein verschwindend kleiner Teil von ca. 5 % des Impfschadensverdachts), für Impfentscheidungen und Impfschadensbeurteilung generell ein unbrauchbares Instrument darstellt.

In der Medizin – wie anderswo – kann es nicht darum gehen, medizinisches Fehlverhalten als alleinige oder auch nur vorherrschende Krankheitsursache in einem hochkomplexen medizinischen Wirkungsgefüge zu bejahen oder zu verneinen. Vielmehr kommt es im Schadensprozess allein darauf an, ob das ärztliche Tun oder Unterlassen **zurechenbar mitursächlich** für eine Erkrankung oder deren Verschlimmerung wurde. **Nach ständiger Rechtsprechung des Bundesgerichtshofes (BGH) genügt daher im Rahmen der schadensbegründenden Kausalität bereits der** bloße »Auslöser« im Sinne einer Mitursache in einem »Ursachenbündel« (so schon Geiß/Greiner, Arzthaftungsrecht, 4. Aufl., S. 117 mit zahlreichen Nachweisen).

Das heißt im »Klartext«, dass – rechtlich gesehen – die Impfung nicht die alleinige Ursache im naturwissenschaftlichen Sinn sein muss, um einen Impfschaden bejahen zu können.

Jeder Mensch und insbesondere jedes Gericht und jeder Medizinschadensgutachter hat sich bei solch komplexen und von der Medizin bis heute nur unvollständig aufgeklärten Wirkungszusammenhängen wie einem Impfschadensverdacht zu fragen, wie denn ein sogenannter »wissenschaftlicher« Beweis überhaupt aussehen könnte, denn tatsächlich kann bei einem empirisch und statistisch verkürzten Begriff von Wissenschaftlichkeit ja streng genommen ein notwendiger Zusammenhang von Ursache und Wirkung niemals gezeigt werden. Vielmehr können so nur Häufigkeiten aufgezählt werden, in welche der Statistiker dann eine Kausalitäts**vermutung** hineininterpretiert.

Man muss sich vergegenwärtigen, dass jede Impfung ihrem Begriff nach stets einen kalkulierten und in seinen Folgen bis heute noch nicht völlig erforschten Eingriff in das Immunsystem des Impflings darstellt, der im Einzelfall, insbesondere bei geschwächter Immunabwehr des Impflings, verheerende Folgen haben kann.

Treten solche verheerenden Folgen im engen zeitlichen Zusammenhang mit einem Impfereignis auf, ohne dass andere Ursachen sicher nachweisbar sind, dann ist durch diesen Umstand nach meiner Ansicht der Impfschaden bewiesen – deutlicher und klarer, als dies durch bloß empirische und statistische Datensammlung jemals möglich wäre.

Statistische Erkenntnisse sind ohnehin in der Medizin mit äußerster Vorsicht zu »genießen«, worauf die erfahrenen Impfschadensgutachter Professor Dr. med. Ulrich Keuth und Professor Dr. med. Wolfgang Ehrengut in ihren Impfschadensgutachten immer wieder hinwiesen.

Herr Professor Dr. Ehrengut blickte auf eine 50-jährige Tätigkeit als Gerichtsgutachter für Sozial- und Zivilgerichte bei der Begutachtung von tatsächlichen und vermeintlichen Impfschadensfällen zurück. Er war der einzige deutsche Professor mit venia legendi (Recht, Vorlesungen zu halten) speziell für das Fach Impfwesen.

Herr Professor Ehrengut plädierte immer wieder für einen sensiblen Umgang mit Impfungen unter besonderer Berücksichtigung der Gegebenheiten des Einzelfalles. Diese Besonderheiten des Einzelfalles werden jedoch bei der heutigen deutschen Impfpraxis, die im Interesse der Ausrottung von Krankheiten nach dem »Gießkannenprinzip« erfolgt, kaum berücksichtigt.

Obwohl Herr Professor Ehrengut ein engagierter Impfbefürworter war, konzedierte er auch Impfrisiken und half insbesondere in seinen letzten Lebensjahren vielen Impfgeschädigten mit seinem reichen Erfahrungswissen, ihren Impfschaden zur Anerkennung und Versorgung zu bringen.

Was den Nachweis von Impfschäden angeht, zitiere ich beispielhaft aus einem Impfschadensgutachten von Herrn Professor Keuth für das Sozialgericht Köln (AZ S 8 VJ 412/06, S. 12):

»Fast alle Impfschäden sind sehr selten. Deshalb misslingt in aller Regel und logischerweise ihr statistischer Nachweis, zumal überdies große Probandenzahlen (im sechs- bis siebenstelligen Bereich – wie er nötig wäre) medizinisch unmöglich fehlerfrei zu managen sind und Impfschäden (mit verschiedenen Ausnahmen) keine pathognomonische (d.h. den Impfschaden beweisende und andere Ursachen ausschließende) Symptomatik aufweisen.

Es bleibt bei der Kausalitätsbeurteilung in aller Regel ... nur eine sorgfältige Einzelfallanalyse. Da nicht alle Institutionen und nicht alle ... Gutachter diese logische Tatsache kennen bzw. anerkennen ... musste der Unterzeichnete in seinem Gutachten ... wiederholt erklärend oder rekurrierend darauf hinweisen.«

Dr. med. Prof. Kreth, Würzburg, schreibt in zahlreichen Impfschadensgutachten:
»Nach wie vor gibt es keine wissenschaftlich fundierte Methode, um einen Impfschaden als solchen (Anmerkung: also im positiven Nachweisverfahren) nachzuweisen.

Hinweise auf einen möglichen Impfschaden ergeben sich nur aus der engen zeitlichen Bindung und aus der Art der unmittelbar nach der Impfung auftretenden Gesundheitsstörungen, wenn eine umfassende Untersuchung keine andere Krankheitsursache auffinden kann.«

Auch Herr Professor Ulrich Keuth, Saarbrücken, ein außerordentlich erfahrener und sensibler Impfschadensgutachter, betont immer wieder:
»Wie allgemein bekannt gibt es (mit verschwindenden Ausnahmen) keine pathognomonischen (= für die Krankheit kennzeichnenden) Symptome für Impfschäden (d. h. Symptome, die nur und damit beweisend bei Impfschäden auftreten und andere Verursachung ausschließen), weshalb ein Impfschaden in aller Regel nicht bewiesen, sondern (je nach fallbezogenen Umständen) allenfalls als überwiegend wahrscheinlich deklariert werden kann« (vgl. Gutachten von Herrn Prof. Dr. Ulrich Keuth vom 19. 05. 2007 für das Sozialgericht Köln, AZ. S 8 VJ 412/06, S. 12–13).

Viele dieser schweren Impfschäden können aus meiner Sicht der Dinge vermieden werden, wenn sensibler mit Impfungen umgegangen würde und wenn

- schon erste – zunächst noch diskrete – Unverträglichkeitsreaktionen (z. B. Hautausschläge) auf den eigentlichen Impfstoff (Antigen) und seine Impfzusatzstoffe (u. a. Schwermetalle) registriert und beachtet würden und
- Kontraindikationen gegen Impfungen strenger beurteilt würden, als dies derzeit durch die STIKO geschieht.

Nach den derzeitigen Impfempfehlungen der STIKO darf beispielsweise in einen banalen Infekt »hineingeimpft« werden. Doch wann ist ein Infekt »banal«? Dies wird man erfahrungsgemäß erst rückblickend beurteilen können. Wenn ein Kind nur erhöhte Temperatur und Ohrenschmerzen hat, darf es nach den Impfempfehlungen der STIKO geimpft werden.

Im Vertrauen auf die Stärke des kindlichen Immunsystems wird heutzutage empfohlen, Kinder trotz vorliegender Infektionen zu impfen.

Wenn Kinder bei gleichzeitigem Infekt geimpft wurden, hatten danach viele Kinder erhebliche Krankheiten bis hin zum erforderlichen Krankenhausaufenthalt (Kummer, 2009, S. 34 mit weiteren Nachweisen).

Gibt es auch nur Anzeichen einer beginnenden Krankheit, sollte man die Impfung verschieben. Ein letzter Rest von Schnupfen oder Husten ist jedoch kein Impfhindernis. Impfvoraussetzung sind normaler Appetit, normale Energie und normale Laune. (vgl. Martin Hirte, Impfen Pro & Contra, Das Handbuch für die individuelle Impfentscheidung, 17. kompl. überarb. Aufl., München 2012, S. 123).

III Impfschadensanerkennung – ein langer dorniger Weg

Wenn es in Deutschland nach einer von den Bundesländern öffentlich empfohlenen Impfung zu einem Impfschaden kommt, sind Impfopfer zwar wirtschaftlich sehr gut versorgt, *wenn* ihr Impfschaden von den Versorgungsverwaltungen oder den Sozialgerichten anerkannt wird; bis es jedoch zu einer Impfschadensanerkennung nach dem Bundesseuchengesetz (BSeuchG) bzw. dem Infektionsschutzgesetz (IfSG) (nach dem seit 01. 01. 2001 die wirtschaftliche Versorgung an Menschen geregelt ist, welche aufgrund einer öffentlich empfohlenen Impfung einen Impfschaden erlitten haben) kommt, muss ein langer, steiniger und dorniger Weg durch – in der Regel mehrere – Gerichtsinstanzen gegangen werden.

Gleichsam als Gegenleistung dafür, dass der Einzelne nicht nur im Eigeninteresse, sondern auch im Interesse der Allgemeinheit geimpft wird, sagt der Staat zu, falls es wider Erwarten durch eine solche Impfung einmal zu einer gesundheitlichen Schädigung kommen sollte, eine Entschädigung zu leisten – wie der derzeitige Vorsitzende der STIKO, Jan Leidel, in seinem Internetauftritt betont.

Gerade Eltern von Kindern, die in zeitlichem Zusammenhang mit einer Impfung schwerstbehindert wurden, haben häufig nicht die Zeit, Kraft und auch nicht das Geld, Impfschadensprozesse durch mehrere Instanzen zu führen, es sei denn, sie sind rechtsschutzversichert.

Zwar besteht in Prozessen vor den Sozialgerichten und auch Landessozialgerichten kein Anwaltszwang. »Typische Impfschadensfälle« können vielleicht auch ohne anwaltliche Hilfe zur Anerkennung und Versorgung gebracht werden. Aber solche »typischen Impfschadensfälle« sind – nach Abschaffung der risikobehafteten Ganzkeimimpfungen gegen Keuchhusten und der Poliolebendimpfung – außerordentlich selten geworden.

Ohne fachkundige Hilfe ist es nahezu aussichtslos, einen Antrag auf Impfschadensanerkennung und -Versorgung zu stellen.

Häufig gibt es im Verfahren wegen Impfschadensanerkennung Beweisschwierigkeiten, weil sich die Eltern und Verwandten der Impflinge nicht mehr genau an die Ereignisse nach der Impfung, die möglicherweise zu einem Impfschaden geführt hat, erinnern können. Deshalb rate ich den Eltern von Impflingen immer wieder,

1) ihr Kind nach der Impfung mindestens 1 Monat genau zu beobachten und

2) über die Veränderungen im Verhalten des geimpften Kindes genaue schriftliche Aufzeichnungen zu erstellen.

Impfreaktionen können beispielsweise sein:
- Impfstelle gerötet, verhärtet, schmerzhaft
- Lymphknotenschwellungen
- Lähmungserscheinungen, Zuckungen, Krämpfe
- Atmungsunregelmäßigkeiten
- Erkältungen/Infekte
- Speichelfluss, fehlende Schluckreaktion
- erhöhte Körpertemperatur
- vermehrtes Weinen, unruhig, unzufrieden
- plötzliches Aufschreien, schrilles Schreien
- vermehrtes Schlafbedürfnis, schlecht oder kaum erweckbar
- Einschlafschwierigkeiten, nächtliches Aufwachen

- Appetitlosigkeit
- Stillschwierigkeiten, brustscheu
- Interesselosigkeit
- Erbrechen
- Hautreizungen
- Wesensveränderungen
- kalter Schweiß, kalte Füße, kalte Hände
- Blauverfärbungen von Händen und Füßen
- Stuhlveränderungen

Eine solche in zeitlicher und sachlicher Hinsicht sorgfältige Aufzeichnung kann im Impfschadensverdachtsfall für den Gutachter, der beurteilen muss, ob bei dem Impfling eine normale Impfreaktion vorlag oder schon eine durch die Impfung verursachte Krankheit, eine wertvolle Hilfe sein.

Empfehlenswert ist es auch, ein Kind möglichst vormittags impfen zu lassen und das Kind am Tag der Impfung besonders sorgfältig zu beobachten, damit eventuelle Unverträglichkeitsreaktionen auf den Impfstoff selbst und/oder seine Impfzusatzstoffe nach Möglichkeit gesehen und erkannt werden und die Impfserie im Fall solcher Unverträglichkeitsreaktionen gestoppt werden kann.

Lassen Sie sich darüber hinaus vor der Impfung vom Impfarzt schriftlich bestätigen, dass Ihr Kind »gesund und impffähig« ist.

IV   Eine Impfentscheidung setzt sicheres Wissen voraus

Bei einer Impfentscheidung muss auch Folgendes bedacht werden:
Es bestehen Forschungsdefizite und unzureichende Erkenntnisse über Impfrisiken und Impfschäden. Die Langzeitfolgen von Impfungen auf das Immunsystem sind unzureichend erforscht. Das Thema »Nachhaltigkeit« scheint in der Medizin erst in der Entdeckungsphase zu stecken. »Wofür Geld im Gesundheitswesen ausgegeben wird, richtet sich noch zu wenig nach dem Gewinn an Gesundheit.« (Schmitt, Bundesgesundheitsblatt 1999, 289).

Keine Impfung hat einen 100 %ig sicheren Schutz gegen die Krankheit, gegen welche geimpft wurde. Auch eine zweimalige Impfung garantiert keine Immunität! Hierzu sind in dem Buch »Impfen Pro und Contra« von Dr. med. Martin Hirte interessante Ausführungen enthalten. Ich zitiere zum Beispiel: Wirksamkeit der Masernimpfung (S. 281 ff): »Es gibt keinen 100 %-Schutz, auch bei kompletter Durchimpfung, da es einige Impfversager gibt und diese vermutlich noch zunehmen werden, wenn es kein Wildvirus mehr gibt, das eine natürliche Auffrischung der Impfung bewirkt (Boosterung).«

S. 283: »Mit keiner Impfstrategie wird es gelingen, die Bevölkerung langfristig sicher vor Masern zu schützen. Selbst wenn man 95 % der Bevölkerung 2 × impft, kommen 10 % jedes Jahrgangs ungeschützt ins Erwachsenenalter und können bei Masernkontakt erkranken. In Deutschland sind das in jedem Jahrgang 70 000 Erwachsene, die gewissermaßen auf der ›Zeitbombe Masern‹

sitzen«(!!!) »Im Vergleich dazu hatten vor der Einführung der Masernimpfung 99 % der 15-Jährigen die Masern durchgemacht und somit einen lebenslangen Schutz vor einer erneuten Masernerkrankung.«

Gerade bei Massenimpfkampagnen bestehen aber große Bedenken hinsichtlich längerfristiger Verträglichkeit für das Gleichgewicht zwischen Immunsystem und Umwelt. Angesichts der bestehenden Forschungsdefizite zum Thema Impfen bleibt die Impfentscheidung zwangsläufig eine intuitive: Eltern müssen abwägen zwischen ihrer Angst vor teils schweren, teils seltenen Krankheiten mit möglichen Komplikationen sowie der Sorge, bei ihrem gesunden Baby durch eine Impfung Langzeitschäden zu riskieren.

Unter dem Druck von »flächendeckenden Impfkampagnen« kann es dazu kommen, dass zwar ein Krankheitserreger zurückgedrängt wird, die Krankheit aber umso häufiger mit einem anderen Erreger assoziiert auftritt. So ist zum Beispiel in Deutschland im Zuge der Impfung gegen Masern, Mumps und Röteln zwar die Häufigkeit der Masernencephalitis zurückgegangen; in Bayern wurde aber festgestellt, dass zur gleichen Zeit diese Abnahme überholt wurde durch die Zunahme von Varizellen- (= Windpocken) und Herpes-Encephalitiden und vor allem von Gehirnentzündungen »ungeklärter Ursache«.

Die gleiche Erscheinung der Verlagerung zu einem anderen Erreger wird bei der Impfung gegen HIB, einem Erreger der kindlichen Hirnhautentzündung, beobachtet: In Finnland konnten die Hämophilus-Bakterien durch eine ehrgeizige Massenimpfkampagne Ende der 80er-Jahre weitgehend verdrängt werden; dafür treten seither zunehmend Infektionen durch Pneumokokken auf, welche wesentlich gefährlicher sind.

Bedacht werden muss auch: Im Gefolge von forcierten Impfkampagnen kann es dazu kommen, dass sich die Bakterien und Viren durch Mutationen verändern und damit den Impfschutz unterlaufen. Es können auch Vermischungen der Genbestände zwischen natürlichen und Impfviren auftreten, sogenannte Rekombinanten-Viren. Dieses Problem besteht beispielsweise bei den Polio (Kinderlähmung)-Viren. In der Schweiz wurden in den letzten Jahren zwar nur noch extrem selten Kinderlähmungen diagnostiziert, aber fast alle diese Fälle waren durch solche rekombinanten Viren verursacht, deren zukünftige Entwicklung völlig ungewiss ist.

Des Weiteren kann es nach Ausrottung einer dem Menschen angepassten Virusart zur Adaption (Anpassung) nahestehender tierischer Viren auf den Menschen kommen, was zum Beispiel bei Pockenviren beobachtet wird.

So kommt der Pariser Medizinhistoriker Mirko Grmek in seinem Buch »Die Geschichte von AIDS« nach Durcharbeitung von über 1000 wissenschaftlichen Arbeiten zur Schlussfolgerung, dass die medizinische Technik durch Unterdrückung von Krankheiten mittels groß angelegter Impfkampagnen wesentliche Vorbedingungen für das Auftreten der HIV-Krankheiten geschaffen hat.

»Die aktuelle Epidemie«, schreibt Grmek, »ist die Kehrseite der Medaille, der zwangsläufige Preis, den wir dafür bezahlen müssen, dass wir die jahrtausendealten ökologischen Gleichgewichte derart radikal gestört haben.«

Mit den gentechnisch hergestellten Impfstoffen werden zusätzliche Probleme auftreten. So haben Züricher Forscher im Tierversuch die überraschende Feststellung gemacht, dass durch solche Impfstoffe in ungünstigen Fällen das Gleichgewicht zwischen Virus und Immunabwehr derart beeinflusst werden kann, dass eine Krankheit sogar verstärkt auftritt.

Vor dem Hintergrund solcher Beobachtungen wies der amerikanische Bakteriologe und Nobelpreisträger Josua Lederberg darauf hin, dass wir mit weiteren »großen Katastrophen wie AIDS zu rechnen haben, weil zu viel in das natürliche Verhältnis zwischen Krankheitserreger und Mensch eingegriffen werde.«

Für das einzelne Kind steht weiterhin die Frage im Vordergrund, was wir *seinem* Immunsystem – und damit seinem ganzen Organismus zumuten, wenn wir ihm gemäß dem 1996 gültigen offiziellen Schweizer Impfkalender bereits in den ersten zwei Lebensjahren nicht weniger als 23 Impfungen gegen acht verschiedene Krankheiten zumuten (vgl. Hans Ulrich Albonico, Gewaltige Medizin, 2. korrigierte Aufl., Verlag Paul Haupt, Bern Stuttgart Wien, 1998, S. 48 bis 50 mit weiteren Nachweisen).

Seit diesen warnenden Worten, die der Schweizer Impfpraktiker Albonico schon gegen Ende des letzten Jahrtausends sprach, hat es jedoch geradezu eine Impfinflation nicht nur in der Schweiz, sondern auch in Deutschland gegeben.

Das erste Gebot jeder ärztlichen Handlung ist der Leitsatz, der auf Hippokrates zurückgeführt wird: »*Zu allererst nicht schaden*« (primum nihil nocere).

Unter diesen Leitsatz stellte auch Professor Wolfgang Ehrengut sein Buch, in dem er seine 50-jährigen Erfahrungen als Impfschadensgutachter als Vermächtnis für die nächste Medizinergeneration darstellt. (»Erfahrungen eines Impfgutachters über Schäden in der Bundesrepublik Deutschland von 1955–2004«, ISBN 3-8334-1091-4).

Bei medizinischen Maßnahmen, die – wie z.B. Impfungen – massenhaft angewendet werden, und bei den meisten Impfungen ist das Ziel eine mindestens 95 %ige Erfassung der gesamten Bevölkerung. Die langfristigen Wirkungen auf den Einzelnen und auf die Gemeinschaft – also die Nachhaltigkeit – müssen besonders gut beobachtet und geprüft werden.

Je weniger das geschieht, um so mehr Anlass gibt es für Zurückhaltung und Skepsis (Martin Hirte, Impfen Pro und Contra, Das Handbuch für die individuelle Impfentscheidung, Knaur Verlag, 2005, S. 15).

Untersuchungen zur Einführung neuer Impfstoffe prüfen nur deren Wirksamkeit zur Antikörperbildung, nicht jedoch ihre langfristige Verträglichkeit (Kummer, 2009, S. 35).

Diese Untersuchungen überprüfen auch nicht die Wirkungen der Impfprogramme auf die nächste und übernächste Generation (z. B. Gefahr des Verlusts des mütterlichen Nestschutzes durch Impfungen der Mütter).

Auch seitens des erfahrenen Impfpraktikers Dr. Harald von Zimmermann und von Professor Wolfgang Ehrengut wurde immer wieder beanstandet, dass bei der derzeitigen Impfpolitik die Nachhaltigkeit dieser Maßnahmen nicht ausreichend berücksichtigt wurde oder wird.

Professor Dr. med. Schmitt, der langjährige Vorsitzende der Ständigen Impfkommission (STIKO) beim Robert-Koch-Institut in Berlin, betonte in einem seiner letzten Interviews vor seinem Ausscheiden aus der STIKO sinngemäß:

Wer Vertrauen zum Impfen schaffen will, müsste auch die Grundlagen des deutschen Impfsystems auf den Prüfstand stellen. Aber die finanzielle Basis für industrieunabhängige Studien fehlt.

»Dafür haben wir weder Personal noch die Ausstattung«, kritisiert der scheidende langjährige STIKO-Vorsitzende Heinz-Josef Schmitt (vgl. Apotheken-Umschau, 15. 09. 07, 2007 B S. 16 ff mit weiteren Nachweisen), bevor er – offensichtlich frustriert – die Universität Mainz verließ und eine gut dotierte Stelle bei einem Impfstoffhersteller antrat.

Mit dieser Kritik steht Herr Professor Heinz-Josef Schmitt nicht allein. Er befindet sich in der illustren Gesellschaft von Herrn Professor Wolfgang Ehrengut, Professor Christoph Wunderlich und des Impfpraktikers Dr. Harald von Zimmermann.

Wenn es gelingen würde, die Diskussion über das Impfen zu versachlichen und jenen Menschen, die aus der Angst nicht wirklich über das Impfen aufgeklärter Eltern Kapital schlagen, durch differenzierte und sachliche Impfaufklärung, die nach gefestigter Rechtsprechung des Bundesgerichtshofs (BGH) zu den ärztlichen Pflichten gehört, den »Wind aus den Segeln zu nehmen«, wäre schon viel erreicht.

Impfen darf keine Glaubensfrage sein, sondern eine Frage der klaren, vernünftigen Abwägung von Vor- und Nachteilen des Impfens und des Nichtimpfens.

Das Leben ist nun einmal, wie Herr Professor Christoph Wunderlich, ein sehr erfahrener Impfschadensgutachter, immer wieder betonte, Risiko – und zwar von der Zeugung bis zum Grabe.

Auch Herr Prof. Wolfgang Ehrengut, der einzige deutsche Professor mit venia legendi (= Recht, Vorlesungen zu halten) speziell für das Fach Impfwesen, betonte stets: »Jedes Medikament, das Wirkungen hat, hat auch Wirkungen, die wir nicht wollen. Dies gilt auch für Impfungen. Wenn jemand behauptet, ein Medikament habe keine Nebenwirkungen, dann behaupte ich, dieses Medikament hat auch keine Hauptwirkungen.«

Selbst vorerwähnter Professor Heinz-J. Schmitt, betonte in seinen Vorlesungen stets: »Da man aber niemals ›mit Sicherheit‹ ausschließen kann, dass ein Impfstoff sehr selten zu einer Schädigung führt, ist eine Nutzen-Risiko-Analyse zur Bewertung von Impfstoffen Stand der Kunst.«

Sogar Herr Prof. Dittmann, der als Mitglied der STIKO sicher nicht dem Verdacht ausgesetzt ist, Impfgegner zu sein, führt im

Bundesgesundheitsblatt 4/2002 wortdeutlich aus, »… unser gegenwärtiges Wissen um Impfkomplikationen ist teilweise unvollständig«. Auch Professor Klaus Erb von der Universität Würzburg betont immer wieder, dass noch erhebliche Forschungsdefizite hinsichtlich der Arbeitsweise des menschlichen Immunsystems bestehen.

Da Impfungen prophylaktische (vorbeugende) Maßnahmen sind, die in der Regel bei einem Gesunden durchgeführt werden, um eine schwere Krankheit zu verhindern, müssen Impfungen höchsten Sicherheitsstandards genügen.

Tun sie dies auch? In Deutschland fehlt es an Geld für industrieunabhängige Impfforschung. Herr Professor Schmitt, der langjährige Vorsitzende der STIKO, wurde nicht müde, immer wieder auf dieses Dilemma hinzuweisen.

Forschungsdefizite bestehen auch hinsichtlich der Frage, wie ein vorgeschädigtes Gehirn auf die in Impfstoffen enthaltenen Wirksamkeitsverstärker reagiert und ob ein Kind mit einem wie auch immer gearteten Vorschaden (z. B. subduraler Erguss, Sauerstoffmangelzustände bei der Geburt) in das »normale« Impfschema der STIKO hineingepresst werden kann und darf. Die STIKO sagt hierzu »ja«.

Herr Professor Ehrengut sagte hierzu jedenfalls für Kinder in Mitteleuropa (mit guter Ernährungslage und guten hygienischen Verhältnissen) klar »nein«.

Erst die Zukunft wird zeigen, ob Herr Professor Ehrengut eventuell zu vorsichtig war oder ob er mit der von ihm propagierten sensiblen Impfpolitik richtig lag.

Professor Ehrengut sagte mir mehrfach, er würde ein Kind mit Sauerstoffmangelzuständen bei der Geburt und/oder einem subduralen Erguss bei der Geburt jedenfalls im ersten Lebensjahr grundsätzlich nicht impfen und mit dem Impfen so lange warten, bis die Entwicklung dieses Risikokindes einigermaßen zuverlässig beurteilt werden kann.

Beeinflussungen – zumeist im negativen Sinn – einer Krankheit durch eine zweite Krankheit sind der medizinischen Wissenschaft seit langem bekannt. Hierfür gibt es verschiedene Fachausdrücke, die letzten Endes alle denselben Vorgang bezeichnen: Zum Beispiel parallergischer Effekt, Überlagerungseffekt, Provokationseffekt, Infektsummation, Virusinterferenz, Schrittmacherkrankheit usw.

Sicheres Wissen jedoch, gesicherte und in Form von wissenschaftlichen Veröffentlichungen niedergelegte Erkenntnisse über eventuell mögliche negative Beeinflussung der von einer bestimmten Impfung hervorgerufenen Schädigung durch eine weitere nachfolgende Impfung sind nicht bekannt.

Über diese Frage besteht in der medizinischen Wissenschaft allgemeine Unklarheit bzw. Ungewissheit.

Forschungsdefizite bestehen auch hinsichtlich der Wirkungsweise und des Gefährdungspotentials von Impfzusatzstoffen (z.B. der Quecksilberverbindung Thiomersal und dem Wirksamkeitsverstärker Aluminiumhydroxid).

Auf dieses Thema ist der Kinderarzt und Impfpraktiker Dr. Martin Hirte in der neuesten komplett überarbeiteten 17. Auflage (2012) seines Buches »Impfen – Pro & Contra« detailliert eingegangen.

Professor Klaus Erb vom Zentrum für Infektionsforschung der Universität Würzburg führte zu diversen Todesfällen von Säuglingen aus, dass es bei **geschwächten Kindern** durchaus **sein könnte,** dass Aluminiumhydroxid einen entscheidenden Impuls in die falsche Richtung gibt.

Meines Wissens bestätigen mittlerweile mindestens 45 Veröffentlichungen die unerwünschten Wirkungen von Aluminium in Impfstoffen.

Wenn gegen eine Krankheit verschiedene Impfstoffe zur Verfügung stehen, raten daher viele sensible und verantwortungsbewusste Impffachleute,

- auf »alte« Impfstoffe zurückzugreifen, welche schon lange im Handel sind und mit denen man über langjährige Erfahrung verfügt sowie
- nach Möglichkeit Impfstoffe zu vermeiden, die Thiomersal und Aluminiumverbindungen enthalten.

Impfstoffe, die Thiomersal (eine Quecksilberverbindung) enthalten, sind zwar zwischenzeitlich zumindest für Säuglingsimpfungen ein »Auslaufmodell«; es sind jedoch aus Kostengründen (und um Impfstoffe in möglichst großen Dosen haltbar machen zu können) immer noch quecksilberhaltige Impfstoffe (insbesondere für Erwachsene) auf dem Markt.

Das Risikopotential des Wirksamkeitsverstärkers Aluminiumhydroxid wurde erst in jüngster Vergangenheit erkannt bzw. thematisiert, obwohl Aluminiumhydroxid schon seit vielen Jahrzehnten in Impfstoffen enthalten ist.

Schwerwiegende Probleme mit diesem Wirksamkeitsverstärker von Impfstoffen wurden deutlich erkennbar, als

- immer mehr,
- immer früher und
- in immer größeren Dosen (8-fach-Impfungen! 9-fach-Impfungen)

geimpft wurde.

Doch dazu später noch im Detail!

V Aus welchen Gründen werden Impfungen durchgeführt?

- Im Interesse der »Volksgesundheit«?
- Zur Ausrottung bestimmter Krankheitserreger?
- Im Interesse der Gesunderhaltung des Einzelnen?
- Aus wirtschaftlichen Interessen der Pharmaindustrie oder der Ärzte?

Impfungen werden sowohl im Interesse des Einzelnen (nach Möglichkeit Verhinderung einer Erkrankung) als auch der Allgemeinheit (nach Möglichkeit Ausrottung bestimmter Krankheitserreger, Schaffung einer sog. »Herdimmunität«) durchgeführt.

Das Impfen ist also – wie z.B. einer der früheren Vorsitzenden der STIKO (Professor Hofmann) betonte – sowohl egoistisch als auch altruistisch. Dies bestätigt auch der derzeitige Vorsitzende der STIKO, Dr. Jan Leidel.

Gleichsam als Gegenleistung dafür, dass der Einzelne nicht nur im Eigeninteresse, sondern auch im Interesse der Allgemeinheit geimpft wird, sagt der Staat zu, falls es wider Erwarten durch eine solche Impfung einmal zu einer gesundheitlichen Schädigung kommen sollte, eine Entschädigung zu leisten – wie Dr. Jan Leidel in seinem Internet-Auftritt (mit leidenschaftlicher Werbung für mehr Impfen) betont.

Als seit nunmehr 40 Jahren schwerpunktmäßig mit der Bearbeitung tatsächlicher oder vermeintlicher Impfschäden befasste

Rechtsanwältin muss ich allerdings sagen, dass es schon immer schwer war, einen Impfschaden zur Anerkennung und Versorgung zu bringen; in früheren Jahren wurde jedoch seitens der die Impfempfehlung aussprechenden (und bei Impfschäden zur Bezahlung von Impfschadensrente verpflichteten) Bundesländer gegen sorgfältig begründete – einen Impfschaden anzuerkennende – Sozialgerichtsurteile kaum je Berufung eingelegt. Angesichts leerer Staatskassen ist es in den letzten Jahren jedoch zum Regelfall geworden, Berufung gegen Impfschäden anerkennende Sozialgerichtsurteile einzulegen.

Im Berufungsverfahren wird dann von den beauftragten Gerichtsgutachtern (meist sehr engagierten Impfbefürwortern) immer wieder das »Genorakel« befragt und von Gutachtern mit modernsten bildgebenden Verfahren nach Normabweichungen im Gehirnaufbau gesucht.

Wenn Abweichungen von einem normalen menschlichen Genom gefunden werden, sind die Chancen auf Impfschadensanerkennung deutlich reduziert.

Das gilt auch, wenn Normabweichungen im Gehirnaufbau gefunden werden – und seien diese auch noch so gering.

Die ärztlicherseits immer wieder gebrachte Aussage, dass im Falle eines der sehr seltenen Impfschäden rasch und unbürokratisch Impfschadensrente gewährt wird, stimmt leider nicht mit der Realität überein.

Bis es zur Impfschadensanerkennung und -Versorgung kommt, vergehen im Regelfall viele Jahre, wenn nicht Jahrzehnte. Die Eltern möglicherweise oder wahrscheinlich impfgeschädigter Kinder sind in dieser Zeit einer Doppel- oder sogar Dreifachbelastung ausgesetzt:

- Sie müssen ein oft schwer behindertes Kind versorgen,
- sie müssen für die Impfschadensanerkennung kämpfen und

- versuchen, trotzdem den gesunden Familienmitgliedern gerecht zu werden.

Wer heute noch glaubt, dass Impfungen nur zum Wohle der Menschheit geschehen, irrt sich. Impfen ist ein riesiges Geschäft! In Zeiten wie diesen, in denen das Gesundheitssystem knapp bei Kasse ist, wird im Allgemeinen jeder Euro mehrfach umgedreht. Regierung, Krankenkassen und Pharmaindustrie verhandeln über Preissenkungen für Medikamente aller Art. Nur bei den Impfungen protestiert niemand, und die Beteiligten zahlen bereitwillig – so zuletzt geschehen bei dem höchst umstrittenen Schweinegrippeimpfstoff, bei dem es eine – ausreichend getestete – Variante für die Kanzlerin, die Bundeswehrangehörigen und die Bundestagsabgeordneten und eine – noch unzureichend getestete – Variante für das »gemeine Volk« gab.

Impfen ist nach Meinung vieler Ärzte ein höchst rentables »Geschäft mit der Angst«. Kein anderer Pharmahersteller kann – wie die Impfhersteller – von Jahr zu Jahr beachtliche – oft zweistellige – Zuwachsraten verzeichnen (vgl. Hartmann, Klaus, Impfen, bis der Arzt kommt, München 2012, S. 111 ff.).

Wussten Sie dies?

Wen verwundert es also, dass diese Firmen stark daran interessiert sind, die Impfmaschinerie in Höchstleistung in Gang zu halten. Die Medien verbreiten alljährlich bereitwillig die »gut gemeinten« Nachrichten. Im Herbst kann man in den Medien hören oder lesen:

»Bald steht die Grippezeit bevor – lassen Sie sich also gegen Grippe impfen!«

Die von den Impfstoffherstellern mit enormem Werbeaufwand propagierte »Grippeschutzimpfung« ist jedoch – wie kaum jemand weiß – nur eine Impfung gegen Influenza. Wussten Sie dies?

Der Impfhersteller Pasteur Mérieux MSD führte in einer für die Verteilung in Arztpraxen bestimmten Werbebroschüre hierzu aus: *»Fast jedes Jahr taucht die Virusgrippe auch bei uns in Europa auf. Oft erkranken zehntausende von Menschen. Schulen und Betriebe müssen schließen. Das öffentliche Leben wird stark beeinträchtigt. Man spricht dann von einer Grippe-Epidemie.*

Sie erinnern sich vielleicht noch: Es gab im Winterhalbjahr ... allein bei uns in Deutschland mehr als 3 Millionen Grippekranke, etwa 8000 Menschen starben.

Übertragen wird das Grippevirus durch die so genannte Tröpfchen-infektion, d. h. durch Husten, Niesen und beim Sprechen. Den einzigen wirksamen Schutz bietet die vorbeugende Impfung, die den Körper etwa zwei Jahre gegen das gleiche Virus immunisiert. Das haben zahlreiche Untersuchungen immer wieder bestätigt.

Warum ist trotzdem eine jährliche Schutzimpfung nötig?

Das Grippevirus ist äußerst flexibel. Es verändert leicht seine Ober-fläche, die für die Ansteckung sehr wichtig ist: Grippevirus ist also nicht gleich Grippevirus.

Ihr Arzt impft Sie deshalb jedes Jahr mit dem jeweils aktuell wirk-samen Impfstoff, dessen Zusammensetzung in einem international bewährten Verfahren bei uns vom Bundesamt für Sera und Impfstoffe festgelegt wird.

Sprechen Sie rechtzeitig mit Ihrem Arzt. Die günstigste Impfzeit ist bei uns zwischen September und November. Die Impfung kann aber das ganze Jahr über durchgeführt werden.«

Die Impfhersteller werben:

»Nicht nur Sie selbst sind durch die vorbeugende Grippeimpfung äußerst wirkungsvoll geschützt. Sie können auch andere nicht mehr anstecken. Nicht in der Familie, nicht im Beruf, nicht beim Sport oder sonst in der Freizeit.

Also Schluss mit dem ›Impfmuffeldasein‹. Die nächste Grippewelle kann Ihnen nichts anhaben, wenn Sie sich von Ihrem Arzt rechtzeitig gegen Grippe impfen lassen. Die Impfung tut nicht weh und wird sehr gut vertragen. Sie wird auch von staatlicher Seite empfohlen und von den Krankenkassen bezahlt und Sie haben eine Sorge weniger.«

In derselben Broschüre vorerwähnten Impfstoffherstellers wird allerdings auch ausgeführt: »*Erkältung? Grippe? Weshalb es wichtig ist zu unterscheiden.*

Wer kennt das nicht, im Herbst, Winter oder Frühjahr: Meist fängt es an mit leichtem Frösteln. Man fühlt sich unwohl und schlapp. Ein kratziger Hals, Kopf- und Gliederschmerzen können dazukommen.

Schnupfen, Husten, Fieber – die ›Erkältung‹ ist da.

Oder ist es eine Virusgrippe?

Eine Fehleinschätzung kann ernsthafte, ja sogar gefährliche Folgen haben.

Zwar sind die Symptome ähnlich, besonders zu Beginn der Erkrankung.

Eine Erkältung – so beschwerlich sie ist – verläuft meistens harmlos und klingt nach wenigen Tagen wieder ab. Anders die Virusgrippe, die nur begrenzt medikamentös behandelt werden kann. Auch die vielgepriesenen Hausmittel helfen nicht. Die Virusgrippe verläuft immer sehr viel heftiger. Ernsthafte Komplikationen (z.B. Lungenentzündung, Entzündung von Herzmuskel und Herzbeutel, die Verstärkung vorhandener Erkrankungen mit gefährlichen Spätfolgen) sind nicht selten.«

In dieser Werbebroschüre wird also – zumindest zwischen den Zeilen – eingeräumt, dass die gemeinhin als »Grippe« bezeichnete Erkrankung nicht immer eine echte Virusgrippe (Influenza) ist.

Die mit enormem Werbeaufwand beworbene »Grippeschutzimpfung« schützt jedoch – wenn überhaupt – nur gegen die echte

Virusgrippe, die im Anfangsstadium nicht von einem »grippalen Infekt« oder einer »Erkältung« unterschieden werden kann.

Weil im Anfangsstadium eine Influenza (echte Virusgrippe) ohne Laboruntersuchungen – die in der Praxis kaum durchgeführt werden – nicht von einem grippalen Infekt zu unterscheiden ist, werden Influenzaerkrankungen häufig mit Antibiotika, die allenfalls bei bakteriellen Infekten, nicht jedoch bei Viruserkrankungen helfen können, falsch behandelt.

Weil sich zudem viele Menschen – irrig – durch die Grippeschutzimpfung auch vor einem grippalen Infekt geschützt fühlen, setzen sie sich häufig leichtsinnig Risiken aus, die sie durch einfache Vorsichtsmaßnahmen (z. B. regelmäßiges Händewaschen, Vermeiden von Umarmungen) leicht vermeiden könnten.

In vorerwähnter Werbebroschüre eines Impfstoffherstellers wird auch – ganz verschämt – eingeräumt (»Grippevirus ist also nicht gleich Grippevirus«), dass Viren enorm wandlungsfähig sind und ihre Oberfläche immer wieder sehr verändern können.

Daher kommt es vor, dass die Grippeschutzimpfung häufig gegen die aktuell grassierenden Influenzaviren nicht schützt, weil die jährlich veränderte Influenzaimpfung nur die drei häufigsten Influenzaviren der vorausgegangenen »Grippesaison« enthält.

Wussten Sie dies?

Ein erfahrener Allgemeinarzt, der nicht bereit war, sich an der Grippeschutzimpfung zu beteiligen, sagte beispielsweise dem ihn in der Praxis aufsuchenden Pharmareferenten, er werde selbstverständlich gerne gegen »Grippe« impfen, wenn der Pharmareferent ihm nachweisen könne, dass der »Grippeimpfstoff« zu den aktuell grassierenden »Grippeviren« (richtig: Influenzaviren) »passe wie der Schlüssel zum Schloss«.

Dies konnte der Pharmareferent nicht nachweisen.

An den aktuellen Beispielen der Impfungen gegen Schweinegrippe und Gebärmutterhalskrebs (HPV) offenbart der Impfexperte Dr. Klaus Hartmann das knallharte Renditedenken der Pharmakonzerne, für die Impfstoffe die Umsatzträger schlechthin darstellen: Die Zielgruppe in der Bevölkerung ist riesig und der Markt für billige Generika (Nachahmerprodukte) durch Patentschutz der Impfstoffe gesperrt.

Höchste Zeit also, pauschal öffentlich empfohlene Impfungen zu hinterfragen und sich nur dann impfen zu lassen, wenn es wirklich sinnvoll ist – im Wissen um das Risiko.

Dr. Klaus Hartmann (Georgenborner Str. 2, 65201 Wiesbaden-Frauenstein) war – wie schon dargelegt – bis zu seinem Ausscheiden aus dem Amt beim Paul-Ehrlich-Institut in Langen bei Frankfurt/Main (= PEI) für Impfstoffsicherheit zuständig. Er ist grundsätzlich bereit, unter Heranziehung seines reichen Erfahrungswisssens aus der Zeit seiner Tätigkeit beim PEI Impfschadensgutachten zu erstellen oder Impfberatung durchzuführen. Das PEI ist bekanntlich die zuständige Bundesoberbehörde für die Zulassung, Chargenprüfung und Risikoüberwachung von Impfstoffen, Sera und Blutprodukten.

Hier erfolgt im Referat für Arzneimittelsicherheit die Erfassung und wissenschaftliche Bewertung aller eingehenden UAW- (= unerwünschte Arzneimittelwirkungen) Verdachtsfallberichte, wobei zu jedem Fall eine Stellungnahme und Bewertung des betroffenen pharmazeutischen Unternehmens eingeholt wird.

VI Großer Einfluss der Impfstoffhersteller

Jährlich warnen Medien und Behörden wieder sehr dramatisch und werbewirksam vor immer neuen gefährlichen Krankheiten, gegen die wir uns unbedingt impfen lassen sollen. Im Frühjahr droht zum Beispiel die Zeckengefahr – deswegen muss man mit der FSME-Impfung der Gehirnhautentzündung vorbeugen! Im Herbst droht die Grippegefahr. »Lassen Sie sich daher gegen Grippe impfen, um geschützt zu sein!«

Diese Werbemaßnahmen der Impfstoffhersteller ähneln zwar – leider täuschend echt – einer Kollektivfürsorge, sind aber – und das darf nicht übersehen werden – nichts anderes als eine geschickt untergebrachte Werbung, die dann – in den Medien gut platziert – auch für kräftige Umsätze der Impfstoffhersteller sorgt – wie Dr. Klaus Hartmann immer wieder rügt.

Auch scheinbar unabhängige Einrichtungen stehen unter verschiedenen Aspekten massiv unter dem Einfluss der Pharmaindustrie und lassen sich geradezu zu Werbeträgern der Pharmaindustrie »degradieren«. Ein eklatantes Beispiel für derartig groß und geschickt angelegte Werbefeldzüge der Pharmaindustrie sind die jährlichen »Impfwochen« des Deutschen Grünen Kreuzes (DGK).

Das DGK ist ein scheinbar unabhängiger Verein, dessen vielfältige Aktivitäten allerdings nicht ohne Sponsoring möglich sind, wie z.B. die Durchführung der »ersten nationalen Impfwoche« von 5. bis 11. Mai 2003 bewiesen hat.

Man könnte den Eindruck gewinnen, dass das DGK ein Subunternehmen der Impfstoffhersteller ist, nur zu dem Zweck geschaffen, über eine weitere Instanz Druck auf die Bevölkerung auszuüben (vgl. Dr. Jenö Ebert: Trotz Behandlung gesund werden und auch bleiben. VAK Verlags GmbH, Kirchzarten bei Freiburg 2005, S. 139/140 mit weiteren Nachweisen).

Aber auch wenn man nicht so hart urteilen will: Einen unguten Beigeschmack hinterlässt das »Sponsoring« des DGK durch die Impfstoffhersteller bei vielen Menschen.

Dass Pasteurs Theorie, wonach Mikroben die **alleinige** Ursache der Infektionskrankheiten sind, falsch ist, will man bis heute nicht wissen oder zieht zumindest nicht die erforderlichen Konsequenzen aus diesem Wissen. (vgl. Widmer »Impfen – eine Entscheidung, die Eltern treffen«, S. 16 ff. »Die unglaubliche Geschichte der Impftheorie« und Roy »Impffolgen und ihre Behandlung«, S. 51: »Pasteurs Vermächtnis, eine erschreckende Enthüllung«).

Der oben genannte international renommierte Experte für Impfschäden Dr. med. Klaus Hartmann fragt: Was steckt hinter diesen regelmäßig in Presse, Rundfunk und Informationsveranstaltungen verbreiteten Informationen zur Notwendigkeit von regelmäßigen Impfungen gegen »Grippe«, Frühsommer-Meningoencephalitis (FSME) und vielfältigen weiteren Impfungen?

Begründete Sorge um die Gesundheit des Einzelnen oder der Gesamtbevölkerung oder Profitgier der Pharmakonzerne?

Dr. Klaus Hartmann legt in seinem neuesten Buch als Insider die fragwürdigsten Mechanismen der Zulassung und Empfehlung von Impfungen offen, damit wir uns selbst ein Bild von den möglichen Impfrisiken machen können.

Denn eines ist gewiss:

Im Ernstfall können Nebenwirkungen und Komplikationen von Impfungen zu dramatischen gesundheitlichen Schäden führen.

Das von Herrn Dr. Hartmann verfasste Buch »Impfen, bis der Arzt kommt« gibt den Patienten viele Hintergrundinformationen über die vielfältigen Verflechtungen zwischen den Mitgliedern der STIKO und der Pharmaindustrie und zeigt »Schwachstellen« im Zulassungsverfahren für öffentlich empfohlene Impfstoffe auf.

Auch der Medizinjournalist Bert Ehgartner weist in seinem Buch »Dirty little secret – die Akte Aluminium« auf die Forschungsdefizite und das Riskiopotential des Impfzusatzstoffes Aluminiumhydroxid und sonstiger Aluminiumverbindungen in Impfstoffen hin.

Aluminiumhydroxid ist als Wirkstoffverstärker in vielen (aber nicht in allen) Impfstoffen – u. a. auch in dem deutschen Schweinegrippeimpfstoff – enthalten.

In den USA war dagegen dieser aluminiumhaltige Schweinegrippeimpfstoff, der in Deutschland zum »Schutz« der Bevölkerung in großen Mengen gekauft und bevorratet wurde, meines Wissens nicht zugelassen worden.

Das Risiko dieses Impfzusatzstoffes Aluminiumhydroxid ist noch unzureichend erforscht.

Ähnlich vorsichtig verhielt sich Österreich, das damals eine Ärztin als Gesundheitsministerin hatte, welche offenbar die Wissensdefizite in Bezug auf den Wirkstoffverstärker Aluminiumhydroxid kannte.

Da viele mündige und gut informierte Deutsche die Problematik des Impfzusatzstoffes Aluminiumhydroxid erkannt hatten, war die Impfquote mit dem Schweinegrippeimpfstoff in Deutschland sehr niedrig. Die Impfquote in Deutschland lag deutlich unter 10 % der Bevölkerung. Der in Deutschland für teures Geld in großen Mengen eingekaufte Schweinegrippenimpfstoff konnte schließlich nicht einmal verschenkt werden.

Niemand wollte ihn haben.

Der aluminiumhaltige deutsche Schweinegrippeimpfstoff muss nun nach Ablauf der Mindesthaltbarkeitsfrist als Sondermüll entsorgt werden.

Dagegen kam es 2009/2010 zu einem regelrechten »Impftourismus« kluger und sensibler Deutscher, die sich in Österreich mit dem Schweinegrippeimpfstoff ohne den Wirkstoffverstärker Aluminiumhydroxid impfen ließen.

In Deutschland wurde dieser Schweinegrippeimpfstoff ohne den Wirksamkeitsverstärker Aluminiumhydroxid dagegen nur für die Bundeswehrangehörigen und die Bundestagsabgeordneten eingekauft. Da dank investigativer und mutiger Journalisten dieses »Zweiklassensystem« in Deutschland öffentlich gemacht wurde, wachte erfreulicherweise auch das deutsche »Volk« auf und ließ sich kaum mit dem – unzureichend getesteten – Impfstoff mit dem Wirksamkeitsverstärker Aluminiumhydroxid impfen. Es wurde allgemein vom »Kanzlerinnenimpfstoff« und vom »Impfstoff für das gemeine Volk« gesprochen.

In engem zeitlichem Zusammenhang mit der Schweinegrippeimpfung traten jedoch in Deutschland einige Fälle von sogenannter Narkolepsie auf, einer Krankheit, bei der der Kranke unkontrolliert einschläft. Angesichts der geringen Impfbeteiligung in Deutschland waren diese Fälle jedoch nicht statistisch signifikant – anders als in Schweden und Finnland, wo bei hoher Impfbeteiligung an der Schweinegrippeimpfung ein statistisch signifikanter Anstieg von Narkolepsie nach Schweinegrippeimpfung beobachtet wurde.

Angeblich weiß man nicht (oder will man dies lediglich nicht wissen?), woher dieser statistisch nachweisbare Anstieg der Narkolepsie nach Impfung mit dem Aluminiumhydroxid enthaltenden Schweinegrippeimpfstoff kommt.

Die Konfrontation zwischen fanatischen Impfgegnern und betriebsblinden Impfbefürwortern wird immer härter, aber auch immer unsachlicher.

Man beschimpft sich gegenseitig als »unwissenschaftlich«, »korrupt«, »verbohrt«, »geldgierig« oder einfach als »idiotisch«, »esoterisch« oder schlicht »blöd«. Das Schubladendenken der Impfgegner und -befürworter hilft aber nicht weiter, wenn es um die zentrale Frage geht: Ist eine bestimmte Impfung mit einem bestimmten Impfstoff bei einem bestimmten Menschen in einer bestimmten Situation tatsächlich sinnvoll?

Fest steht: Das Immunsystem des Menschen ist zu komplex, als dass es sich generell gefahrlos durch Impfungen »überlisten« ließe.

Auch wenn die Sicherheit eines Impfstoffs offiziell durch Studien bestätigt und behördlich erklärt wird, der Eingriff in das – noch unzureichend erforschte – Abwehrsystem kann im Einzelfall katastrophale Folgen haben. Wenn das Immunsystem nach einer Impfung – was allerdings sehr selten vorkommt – »verrückt spielt« und auch körpereigene Zellen angreift, können die Folgen dieser Fehlleistung des körpereigenen Immunsystems mit den heutigen Mitteln der Schulmedizin nicht mehr ungeschehen gemacht, sondern höchstens abgemildert oder verzögert werden.

Dr. med. Klaus Hartmann erläutert in seinen Vorträgen und Veröffentlichungen immer wieder nicht nur die – noch nicht vollständig erforschte – Funktionsweise unseres Immunsystems; er setzt sich auch kritisch mit dem Zulassungsverfahren von Impfstoffen auseinander. Er legt dar, wie Pharmafirmen ihre Studienergebnisse so verfassen, dass sie ihr Produkt reibungslos auf den

Markt bringen können, und wie fragwürdig die Überprüfung der Studien durch die staatlichen Behörden verläuft. Ferner erläutert er, wie prekär die Datenlage ist, wenn es um die Frage der Impfschäden geht, und in welcher haftungsrechtlichen Zwickmühle sich die Ärzteschaft befindet.

VII Impfärzte in der »Haftungsfalle«

Die bedauernswerten Impfärzte befinden sich im Zusammenhang mit dem Impfen bzw. Nichtimpfen geradezu in der »Aufklärungs- und Haftungsfalle« – welche die Ärzte häufig nicht einmal selbst sehen.

Obwohl Ärzte bei der Durchführung oder Nichtdurchführung von Impfungen einem nicht unbeträchtlichen Haftungsrisiko ausgesetzt sind, verdienen sie an Impfungen relativ schlecht. Diesen Missstand hat Prof. H. J. Schmitt schon 1999 im Bundesgesundheitsblatt angeprangert (Schmitt, Bundesgesundheitsblatt 1999, 311). **Die Impfaufklärung wird den Kassenärzten sogar nur dann honoriert, wenn dieser Aufklärung eine Impfung nachfolgt.**

Ich sehe dies als wirtschaftlichen Druck auf die Ärzte zur Durchführung von Impfungen an. Entscheiden sich der Impfling oder die Eltern des Impflings aufgrund einer sorgfältigen ärztlichen Aufklärung über das Impfrisiko und die Langzeitfolgen der Impfung gegen eine Impfung, hat der Arzt unter Umständen 10 Minuten im wahrsten Sinn des Wortes »umsonst« gearbeitet. Wussten Sie dies?

Eine Aufklärung über Impfrisiken ohne angemessene Honorierung ist keinem Arzt zuzumuten. Auch hier besteht Handlungsbedarf – seitens der Kassenärztlichen Vereinigungen und eventuell auch seitens des Gesetzgebers.

Es ist jedoch ärztlicherseits der falsche Weg, gewissermaßen »den Kopf in den Sand zu stecken«, ohne Aufklärung zu impfen und/oder darauf zu vertrauen, dass Impfschäden so extrem selten sind, dass es die eigenen Patienten schon nicht treffen werde.

Für den Arzt, der nach der gefestigten Rechtsprechung des Bundesgerichtshofs und den Handlungsanweisungen der STIKO verpflichtet ist, vor der Impfung ein Aufklärungsgespräch zu führen und auch über extrem seltene Impfrisiken aufzuklären, wenn deren Verwirklichung schwer in die weitere Lebensführung des Impflings eingreifen kann, **ist eine Impfung ein extrem gefährlicher Eingriff und zwar für den Arzt selbst,** da er nach der einschlägigen Rechtsprechung über etwas aufklären muss, was er selbst meistens nicht so genau kennt.

Während seines Studiums lernt der Arzt im Regelfall nichts oder nur sehr wenig über Impfrisiken.

Während seiner ärztlichen Praxis wird der Arzt in Fortbildungsveranstaltungen, die üblicherweise von der Pharmaindustrie finanziert und in erstklassigen Hotels in landschaftlich schöner Lage durchgeführt werden, regelmäßig nur über die tatsächlichen oder vermeintlichen Vorteile der Impfungen informiert, nicht jedoch über deren Risiken und Langzeitfolgen für die nächste und übernächste Generation.

»Habilitierte Pharmareferenten«, um die Formulierung des Medizinjournalisten Bert Ehgartner zu gebrauchen, halten bei ärztlichen Fortbildungsveranstaltungen zum Thema Impfen für gutes Geld Vorträge nur über den Nutzen von Impfungen und erwähnen bestenfalls ganz am Rande – wie dies Herr Professor Schmitt tat und tut –, dass Impfschäden nicht mit letzter Sicherheit ausgeschlossen werden können.

Manchmal wird in diesen Fortbildungsveranstaltungen für Ärzte diesen mitgeteilt, dass es – extrem selten – Impfschäden gibt, in diesen extremen Ausnahmefällen den Betroffenen jedoch seitens des Staats »rasch und unbürokratisch« geholfen werde. Die Praxis sieht jedoch anders aus! Der Kampf um Impfschadensanerkennung wird immer härter.

Leere Staatskassen machen sich natürlich auch in dem Umgang mit Behinderten im Allgemeinen und insbesondere möglicherweise oder wahrscheinlich Impfgeschädigten bemerkbar. Um das vom Arzt von der Rechtsprechung geforderte Aufklärungsgespräch führen zu können, muss sich der Impfarzt daher erst einmal selbst über das Impfrisiko und die Langzeitfolgen von Impfungen für zukünftige Generationen informieren. Das Impfrisiko wird von den Impfstoffherstellern regelmäßig »kleingeredet«.

Der Aufklärung über das einer Impfung anhaftende Risiko und das ... Risiko, nicht geimpft zu sein, kommt in der ärztlichen Praxis jedoch hohe Bedeutung zu, worauf im Epidemiologischen Bulletin immer wieder hingewiesen wird (vgl. Epidemiologisches Bulletin 6/2004), Robert Koch Institut, Mitteilung der Ständigen Impfkommission am RKI: Hinweise für Ärzte zum Aufklärungsbedarf bei Schutzimpfungen (Stand Januar 2004).

Trotzdem höre ich von meinen Mandanten, die mich wegen Impfschadensverdachtsfällen konsultieren, immer wieder, der Impfarzt habe ihnen vor der Impfung nur gesagt, diese oder jene Impfung sei »fällig«. Diese ärztliche Impfaufklärung, zu welcher der Impfarzt nach gefestigter Rechtsprechung im Regelfall verpflichtet ist, wird jedoch finanziell nur gering vergütet und zudem nur dann, wenn der Impfaufklärung auch eine Impfung nachfolgt.

Gerichtliche Auseinandersetzungen wegen Impfkomplikationen sind zwar extrem selten; aber ob dies für die Sicherheit der Impfstoffe spricht oder für die Unkenntnis der Bevölkerung und der Ärzte über Impfrisiken und Impfkomplikationen, kann und will ich als Juristin nicht beurteilen.

Die geringe Zahl gemeldeter schwerer Impfkomplikationen und die seltenen gerichtlichen Auseinandersetzungen sind umso verwunderlicher, als Impfungen juristisch prinzipiell als Körperverletzung an Gesunden gelten.

Da im Aufklärungsgespräch auf Impfreaktionen hingewiesen werden muss, können diese Reaktionen nicht mit Aussicht auf prozessualen Erfolg Gegenstand gerichtlicher Auseinandersetzungen oder Schadensersatzansprüchen werden, **wenn** der Arzt seiner vom Gesetz und der einschlägigen Rechtsprechung postulierten Aufklärungsverpflichtung tatsächlich nachgekommen ist. (vgl. Klippert V., Röper U., Riedl-Seifert R.J., Impfen und Recht, München 2003, S. 14).

Die »Haftungsfallen« für Ärzte sind im Zusammenhang mit Impfungen vielfältig und tückisch. Welche Rechtsfolge besteht zum Beispiel, wenn der Arzt die Mutter eines Säuglings nicht über die Möglichkeit zur Pneumokokken-Schutzimpfung in den ersten Lebensjahren informiert hat und das Kind an einer Pneumokokken-Pneumonie erkrankt?

Die Anforderungen an die ärztliche Aufklärungspflicht in Bezug auf Schutzimpfungen sind theoretisch sehr hoch. Die Praxis zeigt jedoch, dass Ärzte – schon aus rein betriebswirtschaftlichen Gründen – der vom Gesetz und der einschlägigen Rechtsprechung geforderten Aufklärungsverpflichtung kaum je nachkommen und wohl auch nicht nachkommen können.

Der Arzt muss die Eltern nach Ansicht angesehener Juristen auch über die Möglichkeit aufklären, dass es über die von der STIKO als Standardimpfungen empfohlenen Impfungen hinaus weitere Impfungen gibt und hier bestimmte Indikationen vorliegen müssen, damit die gesetzlichen Krankenkassen diese Impfungen bezahlen.

Er muss ferner darauf hinweisen, dass eine Impfung auf private Rechnung möglich ist, wenn diese Indikationen gemäß STIKO-Empfehlungen nicht vorliegen.

Jeder Patient hat ein Recht auf einen für ihn optimalen Impfschutz und darf von seinem Hausarzt eine entsprechende Beratung und Information erwarten, um seine Entscheidung verantwortungsbewusst treffen zu können.

Eine ärztlicherseits im Zusammenhang mit Impfungen unterlassene Information kann zu einem Haftungsrisiko für den Arzt werden. Ein medizinischer Kunstfehler ist einem Arzt im Regelfall schwer nachzuweisen; ein sogenannter »informatorischer Kunstfehler«, der ebenfalls zu einer Arzthaftung führen kann, ist im Regelfall jedoch relativ leicht nachzuweisen.

Bei gegebener Indikation muss der Arzt auch auf Impfmöglichkeiten hinweisen, die nicht von der STIKO empfohlen sind. (vgl. Klippert V., Röper U., Riedl-Seifert R. J., Impfen und Recht, München 2003, S. 44–45 mit weiteren Nachweisen).

Der bedauernswerte Impfarzt hat es also in Bezug auf Impfungen sehr schwer:

- Impft er ohne Aufklärung über das Impfrisiko und eine Impfkrankheit tritt auf, hat er einen informatorischen Kunstfehler begangen und befindet sich in der »Haftungsfalle«.
- Impft der Arzt **nicht** gegen eine Krankheit, gegen die er hätte impfen können und die Krankheit tritt auf, befindet er sich wiederum in der »Haftungsfalle«.
- Impft der Arzt und die von ihm durchgeführte Impfung bringt – aus welchen Gründen auch immer – nicht den angestrebten Immunschutz und der Patient erkrankt an einer Krankheit, gegen welche der Impfarzt geimpft hat, ohne darauf

hinzuweisen, dass die Impfung keinen 100 %igen Schutz bietet und bieten kann, wird der Arzt womöglich wegen eines informatorischen Kunstfehlers regresspflichtig gemacht.

Es ist jedoch der falsche Weg, wenn ärztlicherseits immer wieder argumentiert wird, im Interesse der »Impfmoral« müsse nicht über seltene Impfrisiken aufgeklärt werden.

Dieser Argumentation des angesehenen Medizinrechtlers Professor Dr. Dr. Deutsch hat der Bundesgerichtshof bereits am 15/02/2000 (AZ VI ZR 48/99) eine klare Absage erteilt.

Es ist auch der falsche Weg, wenn ärztlicherseits immer wieder über die unvernünftigen Juristen geschimpft wird, die vom ärztlichen Praxisalltag keine Ahnung haben und überhöhte Aufklärungsanforderungen stellen.

Um das vom Grundgesetz (GG) garantierte **Selbstbestimmungsrecht des Patienten** verantwortungsbewusst ausüben zu können, muss der Patient auch über extrem seltene Impfrisiken aufgeklärt werden, wenn diese impftypisch sind und ihre Verwirklichung schwer in die weitere Lebensführung des Patienten eingreift.

Dies ist mittlerweile seit vielen Jahren gefestigte höchstrichterliche Rechtsprechung.

Ich frage mich, ob es zu dieser vor der Impfung durchzuführenden Impfaufklärung auch gehört oder gehören sollte, über die Langzeitfolgen von Impfung aufzuklären (z.B. Verlust des mütterlichen Nestschutzes, Hineindrängen von früheren »Kinderkrankheiten« ins Erwachsenenalter, wo sie gefährlicher sind als im Kindesalter).

Zu dieser Frage gibt es allerdings bis heute noch keine obergerichtliche Entscheidung. Man darf also auch in diesem Punkt auf die Entwicklung der Rechtsprechung gespannt sein.

Impfärzte, die sich im Zusammenhang mit dem Thema Impfen

regelrecht in der Haftungsfalle befinden, wären nach meiner Meinung besser beraten, auf ihre ärztlichen Standesvertretungen einzuwirken, damit diese auf eine Gesetzesänderung zum Vorteil der Impfärzte und zum Nachteil der Pharmaindustrie hinwirken, denn die Pharmaindustrie verdient an Impfungen sehr gut und ist haftungsmäßig nahezu völlig außer Obligo, weil sie in den Beipackzetteln der Impfstoffe erfahrungsgemäß sehr genau auf die bekannten Impfrisiken hinweist.

Diesen Beipackzettel zu den Impfstoffen bekommt jedoch kaum ein Patient zu sehen!

Es erscheint äußerst ungut, dass die Ärzte, welche – im Gegensatz zu den Impfstoffherstellern – an Impfungen relativ wenig verdienen, jedoch einem nicht unbeträchtlichen Haftungsrisiko bei Durchführung oder Nichtdurchführung von Impfungen ausgesetzt sind.

Hier wäre aus meiner Sicht der Dinge der Gesetzgeber gefragt. Ärztliche Juristenschelte ist angesichts dieses Missstandes kontraproduktiv!

Wenn Richter und Rechtsanwälte eine Impfung ohne wirksame Zustimmung des Patienten oder seiner gesetzlichen Vertreter immer noch als rechtswidrige Körperverletzung qualifizieren, orientieren sie sich nur an der derzeit geltenden Gesetzeslage.

Derzeit ist es leider bei Impfschadensfällen immer noch so, dass **der impfende Arzt riskiert, die Pharmaindustrie kassiert.**

Dieses Dilemmas sind sich offenbar viele Ärzte immer noch nicht bewusst, wenn sie sich in landschaftlich wunderschön gelegenen Luxushotels von »habilitierten Pharmareferenten« seitens der Impfstoffhersteller nur über die Vorteile von Impfungen informieren lassen.

Um dem behandelnden Arzt die Entscheidung über ein sensibles Impfen (unter Abweichung von den Impfempfehlungen der

STIKO) unter haftungsrechtlichen Gesichtspunkten zu erleichtern und um ihm durch die Eltern (und gegebenenfalls auch durch die Großeltern) »Rückendeckung« zu geben, erscheint es sinnvoll, mit folgender vorbereiteter Erklärung zu den Vorsorgeuntersuchungen, die regelmäßig mit Impfterminen kombiniert werden, zu erscheinen:

Erklärung

Unser(e) Sohn/Tochter bzw. unser(e) Enkel/Enkelin
(Name und Geburtsdatum einsetzen)
soll **nicht** gemäß den Impfempfehlungen der STIKO geimpft werden bzw. soll im ersten Lebensjahr nicht geimpft werden.

Begründung:
Diese Entscheidung erfolgt aufgrund jahrelanger intensiver Auseinandersetzung mit der Impfthematik, und zwar pro und contra.

Bei der Mutter des Kindes kam es nach den ersten Impfungen zu vielfältigen Schädigungen (schrilles Schreien, Änderung des Wach-/Schlafrhythmus, Neurodermitis, Schielen).

Diese Entscheidung tragen alle betroffenen Personen:

gezeichnet ....

               Mutter   Vater

....

        Großmutter   Großvater

      Ort .... Datum ....

VIII   Meldung von Impfschadensverdachtsfällen

Wer Vertrauen zu Impfungen schaffen will, muss die Grundlagen des deutschen Impfsystems auf den Prüfstand stellen und insbesondere für eine Verbesserung der Meldemoral in Bezug auf Impfschadensverdachtsfälle sorgen.

Der langjährige Vorsitzende der STIKO, Professor H. J. Schmitt, wurde nicht müde, auf vorstehenden Aspekt immer wieder hinzuweisen.

Aus diversen Unwägbarkeiten heraus muss im Interesse der Sicherheit, aber ebenso der Akzeptanz von Impfmaßnahmen der Schluss gezogen werden, dass auch nach der Zulassung und massenhaften Anwendung von Impfstoffen eine aktive Überwachung dringend geboten ist.

Dies erfordert die Registrierung und Nachbeobachtung aller Impflinge in einem gebotenen Umfang **über einen längeren Zeitraum und nicht nur maximal 6 Wochen – wie bisher üblich.** Ein solches Überwachungssystem ist aufwendig und teuer. Es könnte aber zum Beispiel durch einen Forschungsfond finanziert werden, in den die Impfindustrie einzahlt.

Eine **Verbesserung der Risikoüberwachung von Impfstoffen** könnte aber auch durch eine Verbesserung der ärztlichen Meldemoral in Bezug auf Impfschadensverdachtsfälle herbeigeführt werden.

- **§ 6 Abs. 1 des Infektionsschutzgesetzes (IfSG) schreibt zwingend die Meldung des Verdachts einer Impfkomplikation an das ärztliche Gesundheitsamt vor.**

Das Infektionsschutzgesetz belegt in § 73 das Unterlassen der Meldung mit einer »Strafe« (richtig: Bußgeld) von bis zu € 25 000.–. Die Meldung sollte unverzüglich, möglichst innerhalb von 24 Stunden, erfolgen. Ein Meldebogen kann aus dem Internet heruntergeladen werden. Das Gesundheitsamt leitet die Meldung anonym an die Bundesoberbehörde weiter (PEI).

Für Ärzte besteht außerdem eine Meldepflicht an die Arzneimittelkommission der Deutschen Ärzteschaft, der eine anonymisierte Kopie des Meldebogens geschickt werden kann.

Im Interesse einer objektiven und kritischen Verwertung von Informationen wäre auch eine Meldung an das Arzneitelegramm wünschenswert (Bergstraße 38a, 12169 Berlin).

Die Verpflichtung, bereits den »Verdacht« zu melden, bezweckt eine frühestmögliche Information der zuständigen Behörde.

Nicht meldepflichtig sind das übliche Ausmaß **nicht** überschreitende, kurzfristig vorübergehende Lokal- und Allgemeinreaktionen, die als Ausdruck der Auseinandersetzung des Organismus mit dem Impfstoff anzusehen sind, zum Beispiel wenige Tage anhaltende Schwellung oder Schmerzhaftigkeit an der Injektionsstelle, Fieber unter 39,5 °C, leichtes Krankheitsgefühl oder Symptome einer »Impfkrankheit« ein bis drei Wochen nach einer Lebendimpfung (Mumps, Masern, Röteln oder Windpocken).

Ausgenommen von der Meldepflicht sind auch Krankheitserscheinungen, denen **offensichtlich** eine andere Ursache als die Impfung zugrunde liegt. (vgl. Martin Hirte, Impfen Pro und Contra, Das Handbuch für die individuelle Impfentscheidung, Neuausgabe 2008, S. 75 ff).

● **Die Weltgesundheitsorganisation WHO fordert, dass Überwachungssysteme eingerichtet und ausgebaut werden, die es** gestatten, nach einer Impfung auftretende Ereignisse zu erfassen, zu beobachten und angemessen darauf zu reagieren.

Diese Systeme sollten regelmäßig Daten analysieren und über Risiken informieren.

- **Das Infektionsschutzgesetz hat den Weg für ein solches Überwachungssystem zwar geebnet, die »Meldemoral« der Ärzte ist jedoch gering, wie von Mitarbeitern des Paul-Ehrlich-Instituts immer wieder beklagt wird.**

Man geht beim Paul-Ehrlich-Institut (PEI) von einem ganz erheblichen »Underreporting« von Impfkomplikationen aus (ca. 95 Prozent). Für dieses Underreporting gibt es die verschiedensten Ursachen, zum Beispiel:
- Angst vor »Papierkrieg« und großem Verwaltungsaufwand
- Sorge des Arztes, mangels ausreichender wissenschaftlicher Kenntnisse die Kausalitätsfrage nicht richtig beurteilen zu können
- Sorge des Impfarztes, ihm werde im Falle der Meldung ein Kunstfehler angelastet.

Diese Befürchtungen der für Impfschadensverdachtsfälle meldepflichtigen Ärzte sind jedoch unbegründet.
- Die Meldung eines Impfschadensverdachtsfalles ist mit einem einfachen Formular möglich, das aus dem Internet heruntergeladen werden kann und auch regelmäßig im Ärzteblatt abgedruckt wird.
- Die Kausalitätsfrage muss bei der Meldung nicht beurteilt werden.
- Da Impfschadensfälle, die ihre Ursache in Unverträglichkeitsreaktionen auf den Impfstoff und/oder die Impfzusatzstoffe

haben, ohne ärztliches Verschulden auftreten, muss der melden-
de (Impf-) Arzt im Falle der Meldung solcher Impfschadensverdachtsfälle keine Regeressansprüche gegen sich selbst
befürchten, zumindest dann, wenn er über das Impfrisiko korrekt aufgeklärt hat.

Man kann Impfärzte nicht oft genug darauf hinweisen, dass die
Meldung von Impfschadensverdachtsfällen einfach und risikolos
ist.

- **Der einzige Fehler, den Ärzte in diesem Zusammenhang machen können, besteht darin, Impfschadensverdachtsfälle nicht zu melden.**

IX   Die Geschichte des Impfens

Um die Entscheidung, gegen welche Krankheiten mit welchem Impfstoff (mit oder ohne Wirkstoffverstärker) zu welchem Zeitpunkt geimpft werden sollte, sensibel und sinnvoll treffen zu können, sollten wir uns auch mit der Geschichte des Impfens befassen:

Der Franzose Louis Pasteur gilt als der eigentliche Entdecker der modernen Impfungen. Pasteur (1822–1895) wirkte Mitte des 19. Jahrhunderts. Er legte mit seiner Erregertheorie (Mikroben als die alleinige Ursache für Erkrankungen) den Grundstein für die moderne Medizin, wie wir sie heute erleben. Durch ihn wurde die Entwicklung von Impfstoffen vorangetrieben. Die privaten Aufzeichnungen Pasteurs zu seinen Laborversuchen wurden erst viele Jahre nach seinem Tod freigegeben.

Im Jahre 1964 vermachte der letzte Nachkomme Pasteurs das 10 000 Seiten umfassende Werk der Nationalbibliothek in Paris.

Zwanzig Jahre lang wurde das Werk durch den Medizinhistoriker Dr. Gerald L. Geison von der Universität Princeton, USA studiert. In dem Buch von Gerald L. Geison »The Private Science of Louis Pasteur«, das mir leider nur in Englisch vorliegt, wurde erschreckend deutlich aufgedeckt, dass Pasteur negative Versuchsergebnisse nur in seinen Privataufzeichnungen festgehalten, die öffentlichen Daten dagegen deutlich geschönt hatte.

Am 2. Juni 1881 konnte Pasteur *angeblich* zeigen, dass eine Gruppe nichtgeimpfter Schafe an Milzbrand erkrankte und starb, während eine zweite Gruppe geimpfter Schafe am Leben blieb. Zum Dank erhielt Pasteur von der französischen Regierung eine großzügige Unterstützung für weitere Forschungen. Wie sich erst viel später herausstellte, wurde sein in Wahrheit jedoch **wirkungsloser Impfstoff** in ganz Europa vermarktet. Es wurden 3,4 Millionen Schafe und 438 000 Rinder geimpft. Viele tausend Tiere starben dennoch am Milzbrand oder erkrankten später, trotz Impfung. Die Sterblichkeit nach der Impfung lag mit 0,3 bis 1 % unerwartet und ungewöhnlich hoch.

Erst rund hundert Jahre später stellte sich heraus, dass der große »Entdecker« Pasteur auch vor unlauteren Mitteln nicht zurückschreckte, wie die Eröffnung und Aufarbeitung seiner Tagebücher durch den Medizinhistoriker Gerald L. Geison vor einigen Jahren bewies. Erfüllten die Resultate seiner Versuche nämlich nicht Pasteurs Erwartungen, wurden sie so lange verändert, bis sie ins gewünschte Bild passten.

Pasteur widerrief kurz vor seinem Tod seine gesamten Thesen und Theorien.

Pasteur bestätigte selbst kurz vor seinem Lebensende, dass die Erreger bei der Entstehung von Krankheiten zwar eine Rolle spielen, nicht jedoch die wichtigste Rolle.

Wussten Sie dies?

Der gute oder schlechte Zustand des Immunsystems eines Menschen sowie seine momentane, allgemeine und energetische Verfassung sind für das Gesundbleiben mindestens genauso wichtig wie Impfungen (vgl. Dr. Jenö Ebert: Trotz Behandlung gesund werden und auch bleiben, VAK Verlags GmbH, Kirchzarten bei Freiburg 2005, S. 114 und 115 mit weiteren Nachweisen).

In Wahrheit war Pasteur kein Vorbild mit rein weißer Weste, sondern ein ruhmsüchtiger Forscher, der von falschen Grundannahmen ausging und mit seinen beiden wichtigsten Experimenten die ganze Welt hinters Licht führte.

Pasteur ging in seinem geradezu fanatischen Hass gegen Mikroben tatsächlich von folgender irrsinnigen Gleichung aus: Gesundes Gewebe = keimfreies Gewebe.

Pasteur glaubte allen Ernstes, dass in einem gesunden Körper Bakterien nicht nachgewiesen werden könnten und dass auf Staubpartikeln durch die Luft fliegende Mikroben für alle möglichen Krankheiten verantwortlich seien. Pasteur glaubte, mit der Ausrottung dieser Mikroben Infektionskrankheiten zum Verschwinden bringen zu können.

Wie sehr Pasteur irrte, wurde durch Tierversuche deutlich, in denen man Tiere völlig keimfrei hielt. Schon die Geburt dieser Tiere erfolgte per Kaiserschnitt; anschließend sperrte man die Tiere in mikrobenfreie Käfige und gab ihnen sterile Nahrung. Schon nach wenigen Tagen waren alle Tiere tot.

Bei keimfrei aufgezogenen Ratten war vor allem der Blinddarm krankhaft vergrößert, angefüllt mit Schleim, den normalerweise Mikroben abbauen (Thorsten Engelbrecht/Claus Köhnlein, Virus-Wahn, emu-Verlag, 5. erweiterte Aufl. 2009, S. 47–48 mit weiteren Nachweisen).

Diese Versuche zeigten, dass Mikroben nicht nur krank machen können (nicht zwingend: krank machen müssen), sondern auch – bewusst laienhaft ausgedrückt – zur Reinigung des Körpers beitragen können.

»Tricky Louis« (Pasteur) hat selbst seine Impfexperten, die ihn in den Olymp der Forschungsgötter aufsteigen ließen, bewusst belogen. So behauptete Pasteur 1881, er habe Schafe erfolgreich gegen Milzbrand geimpft.

Doch nicht nur weiß niemand, wie Pasteurs Freilandversuche vor den Toren von Paris wirklich abliefen; auch hatte der Nationalheld der Grande Nation, wie sich später herausstellen sollte, die Impfstoff-Mixtur von dem Forscherkollegen Jean-Joseph Troussaint, dessen Karriere er zuvor durch öffentliche Verbal-Attacken ruiniert hatte, einfach klammheimlich »abgekupfert« – und dann als seine eigene große Erfindung verkauft.

Noch erschütternder ist der genaue Blick auf Pasteurs angeblich so erfolgreiche Versuche mit einem Tollwut-Impfstoff im Jahr 1885, die, wie sich ebenfalls sehr viel später herausstellen sollte, wissenschaftlichen Standards überhaupt nicht genügten und somit schlicht untauglich waren, um die Lobeshymnen auf Pasteurs Impfstoff-Gemisch zu stützen.

Dass darüber jahrzehntelang nicht debattiert wurde, lag besonders an der peniblen Geheimnistuerei des berühmten Franzosen Louis Pasteur. Zu seinen Lebzeiten gewährte Pasteur absolut niemandem – nicht einmal seinen engsten Mitarbeitern – Einsicht in seine Arbeitsaufzeichnungen.

Und »Tricky Louis« (Pasteur) verfügte gegenüber seiner Familie, dass seine Bücher nach seinem Tode für alle geschlossen bleiben sollten.

Erst Gerald Geison, Medizinhistoriker an der Princeton University, bekam im späten 20. Jahrhundert die Gelegenheit, Pasteurs Niederschriften penibel zu durchforsten und machte **Pasteurs Betrug** 1995 (!) publik. Dass es zu diesem Schwindel kam bzw. kommen konnte, kann derweil nicht wirklich verwundern, denn solide Wissenschaft lebt von Offenheit und der Möglichkeit, dass andere Forscher die gemachten Aussagen überprüfen können.

Das Erschütterndste daran ist, dass auf diesen trügerischen manipulierten Ergebnissen seiner »Forschung« unsere komplette Impftheorie basiert.

Das Gros der Bevölkerung hält bis heute zu sehr an Pasteurs Theorie fest und glaubt, sich und seine Kinder nur mit Impfungen gesund erhalten zu können, ohne durch geeignete Maßnahmen (z.B. gesunde Ernährung, ausreichend Schlaf, Training des Immunsystems) dafür zu sorgen, dass die Krankheitserreger, die man sich praktisch überall »einfangen« kann, auf ein Terrain treffen, auf dem sie nicht oder nur sehr schlecht gedeihen können.

Impfungen waren und sind auch innerhalb der Medizin nicht unumstritten. Schon Ende des 19. Jahrhunderts gab es viele impf-kritische Ärzte. Um 1880/90 existierte u.a. in Dresden ein sehr aktiver »Impfzwangsgegnerverein«, dessen Mitglieder über-wiegend Doktoren und Professoren (der Medizin) waren. Als kleine Kostprobe der umfangreichen kritischen Literatur jener Zeit seien hier einige Zitate eingefügt:

»Keine Wissenschaft ist so voller Trugschlüsse, Irrtümer, Träu-me und Lügen als gerade die Medizin« Prof. Dr. med. H. Eberhard Richter (Dresden).

»Wir impfgegnerischen Ärzte impfen meist erst, wenn die Polizei unseren Klienten durch Strafen mürbe gemacht hat; unsere Impfpraxis ist daher ja nicht groß, außerdem impfen wir recht behutsam.«

»Der ehrliche Freimut, mit welchem das Reichsgesundheitsamt die ungezählten Impfschädigungen und vielen Todesfälle, welche in den Jahren 1886 und 1887 aus Deutschland gesammelt wurden, veröffentlicht hat, verdient alle Anerkennung.

Doch reicht dies Material noch lange nicht hin, um eine richtige Statistik über die sämtlichen Impfschädigungen aufzustellen.«

(Quelle: »Der Impfspiegel, 300 Aussprüche ärztlicher Autori-täten über die Impffrage und zwar vorwiegend aus neuerer Zeit.« Herausgegeben vom Impfzwangsgegnerverein zu Dresden, Dresden 1890, Kommissionsverlag von G. Winter).

Dr. med. Max von Niessen (Dresden) war einer der aktivsten Impfgegner.

Aus den Jahren um 1920 bis 1927/30 liegen diverse Veröffent-lichungen von ihm vor. Ich zitiere:

»Das Jennersche Credo vom lebenslänglichen Pockenschutz

durch eine einmalige erfolgreiche Vaccination wurde unglaublicherweise immer wieder gläubig nachgebetet, obwohl Jenner noch selbst seinen Irrtum zugeben musste.« (…)

(Quelle: Max von Niessen »Die Natur und Kultur des Pockenerregers und das Wesen der Pockenimpfung«, 1920)

Es ist bis heute fast unbekannt, dass die Methode des Impfens von Nichtärzten eingeführt und verbreitet wurde.

Wussten Sie dies?

Eine Impfpflicht – die es in Deutschland nicht mehr gibt – wurde erstmals von Napoleon eingeführt. Es waren allerdings vorwiegend militärische und wirtschaftliche Spekulationen, die ihn zu einer solchen Maßnahme bewogen hatten. Die damalige Impfmethode gegen Pocken war nämlich derart schlecht, dass nur starke, gesunde Menschen das Impfen gegen Pocken überstanden, schwache Menschen jedoch die Impfung keinesfalls überleben konnten. Für den skrupellosen General Napoleon Bonaparte war das Impfen lediglich eine Art der nicht-natürlichen Auslese. Napoleons Beispiel folgten dann weitere Fürsten, und seither galt das Impfen als Hoheitsakt.

Von vielen Ärzten wurde das Impfen zu Beginn der Impfära abgelehnt. Die Impfungen wurden daher zunächst nur von eigens dafür bestellten Militärärzten, dann von Impfärzten und später von Amtsärzten durchgeführt.

Erst in der zweiten Hälfte des 20. Jahrhunderts wurde damit begonnen, Menschen, die durch Impfungen schwere gesundheitliche Schäden erlitten hatten, zu entschädigen.

1973 wurde in Österreich das Impfschadensgesetz geschaffen.

In Deutschland erhalten Impfgeschädigte eine Impfschadensrente nach dem Bundesseuchengesetz (BSeuchG) und ab 01. 01. 2000 nach dem Infektionsschutzgesetz (IfSG).

Die Höhe der Impfschadensrente richtet sich nach dem Bundesversorgungsgesetz (BVG). Die Impfopfer werden wie Kriegsopfer versorgt.

Wussten Sie dies?

Vor diesem Hintergrund ist es verständlich, dass ein kleines Mädchen nach einem meiner Vorträge im Rollstuhl auf mich zurollte und mir erklärte, sie sei wohl »Deutschlands jüngstes Kriegsopfer«.

Die Kleine war nach einer Poliolebendimpfung an Impfpolio erkrankt und teilweise gelähmt (Dauerschaden).

Sie ist als Polioschadensfall anerkannt und wirtschaftlich sehr gut versorgt.

Fast zwei Jahrhunderte gab es nur die Impfung gegen Pocken. Ab der 2. Hälfte des 20. Jahrhunderts begann die Impfindustrie.

Impfen gilt mittlerweile als Bürgerpflicht und als das wichtigste Mittel zur Bekämpfung von Seuchen.

Ständig werden neue Impfungen entwickelt und eingeführt.

Gab es bis 1950 erst drei Impfungen, ist inzwischen die Zahl der öffentlich empfohlenen Impfungen enorm angestiegen.

Das Geschäft mit Impfungen hat sich geradezu explosionsartig vergrößert.

Wussten Sie dies?

Impfungen mögen ein für die Gesunderhaltung wichtiger Faktor sein; sie dürfen jedoch nicht die einzige Grundlage für unser Gesundbleiben und das unserer Kinder sein.

Hierauf weisen heute erfreulicherweise immer mehr fortschrittliche und verantwortungsbewusste Ärzte hin.

X STIKO-Mitglieder – unabhängig?

Geheimnistuerei ist genau das Gegenteil von solider Wissenschaft, nämlich eine der typischen Spielarten, um unabhängige Kontrolle und Überprüfungen auszuschalten. Die Folge hiervon war schon zu Pasteurs Zeiten, dass mangels externer Kontrollen unabhängiger Experten Betrug hatte stattfinden können.

Dem Betrug war geradezu Tür und Tor geöffnet.

Man kann auch heute noch überall dasselbe beobachten: Sobald die öffentliche Kontrolle oder auch nur die Kontrollmöglichkeit fehlt, wird der Trickserei und der Korruption Tür und Tor geöffnet. Das ist nicht nur bei Fußballwetten und in der Politik der Fall, sondern auch in der Wissenschaft.

Die etablierte Impfforschung hat es mittlerweile geschafft, ihr Wissenschaftsgebäude weitgehend abzuriegeln (vgl. Thorsten Engelbrecht/Claus Köhnlein, Virus-Wahn, emu-Verlag, 5. erweiterte Aufl. 2009, S. 48/49 mit weiteren Nachweisen).

Bei der STIKO sollte es sich eigentlich um eine wissenschaftlich unabhängige, wertfrei arbeitende Einrichtung handeln. De facto ist dies jedoch nicht der Fall.

Die meisten Mitglieder der STIKO waren bzw. sind nicht unabhängig, sondern massiv wirtschaftlich verflochten mit Impfstoffherstellern.

Wussten Sie dies?

Eine Firma warb früher sogar auf einer nur Ärzten zugänglichen Internetseite damit, dass namhafte Mitglieder der STIKO in ihren Diensten stünden (vgl. Kummer, Impfungen, Hilfen zur freien Entscheidung S. 40).

Angesichts der vielfältigen Verbindungen der STIKO-Mitglieder mit Impfstoffherstellern werden die STIKO und ihre Impfempfehlungen mittlerweile von breiten Kreisen immer skeptischer beobachtet.

Die vielfältigen Kontakte zwischen Impfstoffherstellern und STIKO-Mitgliedern müssen mittlerweile im Rahmen einer »Selbstauskunft« offengelegt werden.

Die Beratungsprotokolle der STIKO werden seit 2013 vom Robert-Koch-Institut in Berlin ins Internet eingestellt.

Wussten Sie dies?

Bevor Sie eine Impfentscheidung treffen, können Sie sich also selbst informieren, ob der Experte, der wortreich für eine bestimmte Impfung wirbt, sich mit diesen Empfehlungen und Werbemaßnahmen womöglich ein »kleines Zubrot« zu seinem Professorengehalt verdient.

Mittlerweile hat sich jedoch viel zum Guten geändert.

Die Beratungen der STIKO fanden viel zu lange – wie bei der Papstwahl – im Konklave (also hinter verschlossenen Türen) statt, was beispielsweise von Grünen-Politikern sowie seitens der Presse und des Schutzverbandes für Impfgeschädigte e. V. beanstandet wurde. Diese Hartnäckigkeit hat zum Erfolg geführt.

Zu den engen Kontakten zwischen STIKO-Mitgliedern und Impfstoffherstellern und die daraus resultierende allgemeine Unzufriedenheit über die Zusammensetzung der STIKO fand ich schon 2007 im Deutschen Ärzteblatt einen kritischen Artikel (vgl. Deutsches Ärzteblatt 2007; 104 (49): A-3361/B-2957/C-2853).

Ich zitiere hieraus (auszugsweise): »In Berlin sind nach Angaben der dortigen Kassenärztlichen Vereinigung (KV) bereits circa 40

Prozent der Mädchen zwischen 12 und 17 Jahren gegen Gebärmutterhalskrebs geimpft (2. November).

Ein großer Erfolg war eine Impfkampagne der KV Brandenburg, an der sich 2 000 Arztpraxen beteiligten (22. November)«.

Zwei gute Nachrichten?

Prof. Dr. med. Friedrich Hofmann (damaliger Vorsitzender der STIKO) würde sicher finden: ja. Denn er war und ist besorgt über die lasche und teilweise überkritische Haltung zum Impfen hierzulande. »Sich impfen zu lassen ist nicht nur egoistisch, sondern auch altruistisch«, sagt er. Doch dies sei heutzutage schwer zu vermitteln. Von engagierter Arbeit wird ihn seine Einschätzung nicht abhalten, ebenso wenig die 15 anderen ehrenamtlichen Mitglieder der STIKO.

»Wir müssen aus der defensiven Ecke herauskommen«, verlangt Hofmann. Dorthin ist die STIKO tatsächlich geraten. Immer lauter wird ihr vorgeworfen, dass die Mitglieder zu sehr mit der Industrie verbandelt seien und eine zu unkritische Haltung zum Nutzen von Impfungen pflegten. Auftrieb bekam die Debatte, nachdem der langjährige STIKO-Vorsitzende, Prof. Dr. med. Heinz-Josef Schmitt, in die Industrie wechselte.

Kurz vorher hatte er einen Preis wegen seiner Förderung des Impfgedankens angenommen – bezahlt von Sanofi Pasteur MSD, dem Unternehmen, dessen Impfstoff Gardasil gegen Gebärmutterhalskrebs die STIKO im März 2007 empfahl.

Die Bundestagsfraktion von Bündnis 90/Die Grünen wollte denn auch im Rahmen einer kleinen Anfrage wissen, wie es um Arbeitsweise und Transparenz der STIKO bestellt sei.

»Gut«, befand die Bundesregierung, denn

- STIKO-Beschlüsse würden seit 2004 mit ausführlichen Begründungen veröffentlicht.

- STIKO-Mitglieder müssten sich zudem vor ihrer Berufung verpflichten, auf Umstände hinzuweisen, die ihre Befangenheit begründen könnten.

Gleichwohl kündigte die Bundesregierung an, dass »die Verfahren zur Gewährleistung der Unbefangenheit und Transparenz der Arbeit ... weiter ausgebaut werden.«

Dass die Arbeit der STIKO so kritisch betrachtet wird, hat noch einen weiteren Grund: Durch das GKV-Wettbewerbsstärkungsgesetz sind von der STIKO empfohlene Schutzimpfungen Pflichtleistungen der gesetzlichen Krankenversicherung. Deswegen soll der Gemeinsame Bundesausschuss (G-BA) die STIKO-Empfehlungen in der Regel innerhalb von drei Monaten übernehmen.

Das verleiht ihnen zusätzliches Gewicht, auch in finanzieller Hinsicht.

Bei einem Fachgespräch der Grünen im Bundestag betonte der G-BA-Vorsitzende Dr. jur. Rainer Hess: »Diese Frist ist nur zu halten, wenn man auf die Impfkommission vertrauen kann.« Das stellte Hess nicht infrage.

Kann man den Impfempfehlungen der STIKO vertrauen?

Das Vertrauen in die Impfempfehlungen der STIKO wäre sicher größer, wenn die STIKO paritätisch besetzt wäre, so wie dies der Schutzverband für Impfgeschädigte e. V. seit vielen Jahren fordert.

Dass die Zeit der Intransparenz und der »eminenzbasierten« Medizin vorbei sein sollte, finden mittlerweile viele medizinische Laien, aber auch Mediziner.

Hofmann gab in seiner Eigenschaft als damaliger STIKO-Vorsitzender allerdings zu bedenken, dass sich STIKO-Mitglieder schon an zahlreiche Regeln halten müssten. Sie seien aber grundsätzlich auf den Informationsaustausch mit der Industrie angewiesen, betont der STIKO-Vorsitzende. Und wenn es keinen vertraulichen Raum mehr für offene Gespräche unter den Kollegen in der Kommission gebe, weil jeder gesprochene Halbsatz dokumentiert werde, sei das schlecht.

Eine einfache Lösung zur Zufriedenheit aller kann es da sicher nicht geben, aber die STIKO ist auf einem guten Weg.

Eines ist zumindest sicher: Heilige sind sehr selten – auch in der Medizin.

Mit seiner Forderung nach paritätischer Besetzung der STIKO steht der Schutzverband für Impfgeschädigte nicht allein.

Viele Ärzte, die die im Rahmen der »Selbstauskunft« ins Internet eingestellten Verflechtungen zwischen STIKO-Mitgliedern und der Pharmaindustrie – vorsichtig formuliert – »ungut« finden, teilen diese Meinung.

- Die STIKO ist bis heute nicht paritätisch besetzt.
- Die STIKO tagte jahrzehntelang hinter verschlossenen Türen.
- Ebenso wie die Pharmaindustrie ihre Vertreter in die STIKO bringt, müsste dies auch Impfkritikern und Krankenkassen möglich sein.
- Trotz vielfältiger Versuche ist es jedoch bis heute nicht gelungen, eine paritätische Besetzung der STIKO zu erreichen.
- Es hat sich jedoch, wie bereits erwähnt, schon viel zum Guten verändert. Die **begründeten** Beschlüsse der STIKO wurden ins Internet eingestellt.

XI Mangelnde Objektivität der Zielstudien

Schon zu Zeiten Pasteurs und bis zum heutigen Tag gelten festgelegte Richtlinien für ein sogenanntes »wissenschaftliches Tagebuch«. Die folgenden Angaben müssen enthalten sein:

- Grund und Zweck des Versuchs,
- angewandte Materie,
- angewandtes Verfahren,
- Ergebnisse,
- Interpretation der Ergebnisse.

Nicht nur Louis Pasteur ging mit seinen Forschungsergebnissen trickreich um, auch heute wird noch in ähnlicher Form »gearbeitet«. Impfstudien werden meist als Zielstudie von Pharmakonzernen und Medikamentenherstellern vergeben. Durch geschickte Auswahl der Studienteilnehmer (z. B. ungeimpfte, chronisch kranke Menschen im Vergleich zu geimpften gesunden Menschen) kann man das gewünschte Studienergebnis im Sinne der Impfstoffhersteller beeinflussen, ohne dass es der normale Leser dieser Studien bemerkt.

Wussten Sie dies?

Wie wissenschaftliche Studien über die Wirksamkeit von Impfungen manipuliert werden, ist hochinteressant und wurde von einigen investigativen Journalisten und Medizinern nicht nur entdeckt, sondern auch angeprangert.

Solche Studien zu Impfwirksamkeit und Impfrisiken sind ziemlich kostspielig und werden eigentlich nur bei zu erwartendem Verkaufserfolg des geprüften Medikaments vorfinanziert.

Eine unabhängige Impfforschung existiert nur am Rand, denn die veröffentlichte Arbeit muss dem Sponsor – dem Impfstoffhersteller – schließlich gefallen.

Fallen die Ergebnisse nicht im Sinn der Auftraggeber (Impfstoffhersteller) aus, wird eine Veröffentlichung regelmäßig untersagt, teilweise sogar unter Androhung massiver juristischer Sanktionen.

Wussten Sie dies?

Versucht ein Wissenschaftler, Daten zu veröffentlichen, die nicht in das Konzept des Auftraggebers passen, muss er – wie in den USA im Jahre 2000 geschehen – mit einer Schadensersatzklage von mehreren Millionen Dollar rechnen.

Wussten Sie dies?

XII Wissenschaftsdefizite über den Inhalt der Impfstoffe

Unbekannt scheint zu sein, dass viele Impfstoffe Antibiotika enthalten.

Wussten Sie dies?

Der Chefarzt des Instituts für Klinikhygiene in Nürnberg Dr. Heinz-Michael Just warnte im Zusammenhang mit den in einer Bremer Klinik wegen resistenter Keime verstorbenen Frühchen vor allzu »großzügigem« Umgang mit Antibiotika, weil hierzu immer mehr resistente Keime »gezüchtet« werden. Dr. Just wird in der Zeitung Nürnberger Nachrichten (NN, 17. 11. 2011) sinngemäß wie folgt zitiert:

»Antibiotikamissbrauch kommt in vielen Bereichen vor: unter anderem auch in der Tiermast. Ein Großteil der Tiere bekommt Futter, in dem Antibiotika enthalten sind. Mit der Nahrung nimmt der Mensch diese Medikamente dann ebenfalls auf.«

Zum anderen kritisiert Just die sorglose Antibiotika-Verordnung durch niedergelassene Mediziner ebenso wie durch Klinikärzte. Dadurch sind viele Keime resistent geworden. Das heißt, im Ernstfall hilft das Antibiotikum dem betroffenen Patienten nicht mehr.

Aber kaum ein Mensch weiß, dass auch bei der Impfstoffherstellung oft vorsichtshalber Antibiotika zum Einsatz kommen und in vielen Impfstoffen Antibiotika enthalten sind.

Wussten Sie dies?

Impfstoffe enthalten neben dem Antigen auch eine Vielzahl von

Zusatzstoffen (z.B. Adjuvantien = Wirksamkeitsverstärker), deren Wirkungsweise unzureichend erforscht ist, obwohl sie seit vielen Jahren den Impfstoffen beigefügt werden.

Wussten Sie dies?

Angeblich sind diese Impfzusatzstoffe (z.B. Aluminiumhydroxid, Formaldehyd etc.) nach herrschender Meinung in der Schulmedizin völlig ungefährlich, da sie nur in geringen Mengen in den Impfstoffen enthalten sind.

Im Impfkompendium von Spiess/Heininger (6. Auflage) wird jedoch auf Seite 15 wortdeutlich zugegeben, dass ⅔ aller deutschen Impfstoffe ohne den Wirksamkeitsverstärker Aluminiumhydroxid nicht wirken und dass Forschungsdefizite zur Wirkungsweise von Aluminiumhydroxid bestehen.

Da es ein allgemeiner Grundsatz der Medizin ist, dass jedes Medikament, das Wirkungen hat, auch Wirkungen hat, die wir nicht wollen (Professor Ehrengut wurde nicht müde, darauf hinzuweisen), ist es für mich logisch nicht nachvollziehbar, wieso trotzdem viele Medizinwissenschaftler immer noch behaupten, es sei wissenschaftlich nachgewiesen, dass die Impfzusatzstoffe nicht schaden können.

Die Folgen von Aluminiumhydroxid in Impfstoffen für Babys sind meines Wissens nie genau untersucht worden.

Bei Erwachsenen liegen jedoch mittlerweile viele Publikationen über die unerwünschten Wirkungen von Aluminiumhydroxid vor.

Die Argumentation insbesondere älterer Gerichtsgutachter, dass die Impfzusatzstoffe wegen der in den Impfstoffen gering gehaltenen Mengen bei der Kausalitätsbeurteilung unbeachtet bleiben können, ist zwischenzeitlich auch in Deutschland sehr erschüttert und kann nicht mehr als herrschende medizinische Lehrmeinung betrachtet werden.

In einem beim Sozialgericht Hamburg anhängigen Impfscha-

densprozess (AZ 12 VE 6/11) bestätigte kein Geringerer als Herr
Professor F. J. Schulte, Hamburg, in seinem Gutachten:
»Es ist bekannt und unbestritten, dass neben dem eigentlichen
Impfstoff auch die Zusatz- und Trägersubstanzen eine toxische
Wirkung haben können.«
Mein Rat lautet daher:

- Verlangen Sie vor einer Entscheidung für oder gegen eine Impfung, den Beipackzettel des Impfstoffes zu lesen.
- Fragen Sie gezielt nach, ob bei der Impfstoffherstellung Antibiotika zum Einsatz kamen.
- Seien Sie skeptisch gegenüber der in den Medien veröffentlichten »allgemeinen Gesundheitsvorsorge«.

Die Zahl der von der STIKO empfohlenen Impfungen hat sich
zwar unglaublich – geradezu inflationsartig – vervielfacht, aber:

**1) Es besteht jedoch grundsätzlich für keine einzige Impfung in
Deutschland Impfpflicht.**

In Deutschland gibt es zum Leidwesen des RKI (Robert-Koch-
Instituts) und des DGK (Deutschen Grünen Kreuzes) immer
noch Masernkranke. Da man meint, zum Beispiel die Masern
ausrotten zu müssen und dies scheinbar nur durch Impfen möglich ist, versucht man den Eltern die Impfung schmackhaft zu
machen.
Allerdings verweigern viele Eltern besonders die MMR-Impfung, da sie der Meinung sind, diese Krankheit sei von ihrem Kind
sehr wohl zu bewältigen.
Da es in Deutschland keine Impfpflicht gibt, müssen sich die
Behörden andere Strategien ausdenken, um die Impfstoffe an den
Mann bzw. in das Kind zu bringen.

1995 fand in Marburg (D), am Sitz des Deutschen Grünen Kreuzes, ein Symposium unter dem Thema »MMR – Verbesserung der Durchimpfungsraten« statt. Eingeladen hatte das DGK. Unter den Referenten befanden sich Vertreter der WHO, des RKI, verschiedener Gesundheits- und Sozialministerien, des DGK, der STIKO etc.

Gerne seien hier einige »Anregungen« zitiert, damit der Bürger erfährt, was von offizieller Seite zu seinem Wohle geplant ist!

Besonders Dr. Uwe Göring aus Pegnitz sprach recht deutliche Worte: *»Der Bevölkerung bereitet die kontroverse Diskussion, die wir um die Impfung in der Öffentlichkeit führen, natürlich Probleme. Der eine sagt Hüh, der andere sagt Hott.*

Wenn Sie als niedergelassener Arzt/Ärztin es schaffen, in Ihrer regionalen Zeitung einen tollen Artikel über die MMR-Impfung unterzubringen, macht der Journalist einen kleinen Kasten dazu und schreibt sinngemäß: ›Es gibt aber auch Impfgegner, und es gibt Komplikationen. Geehrte Leser, man muss also höllisch aufpassen und vorsichtig entscheiden und keinesfalls unkritisch jede Impfempfehlung übernehmen.‹

Dann ist alles, was in dem dreispaltigen Artikel mühsam ausformuliert wurde, für die Katz. Und das verunsichert ganz einfach die Bevölkerung ... Juristisch sind Impfungen Körperverletzungen ... Der Gesetzgeber muss Voraussetzungen schaffen, dass Impfungen keine Körperverletzung sind.

Er ist aufgerufen, das Verfahren zu vereinfachen, damit Rechtssicherheit besteht und das Aufklärungsverfahren für Impfungen erleichtert wird ... Die Industrie muss gemeinsam mehr für den Impfgedanken in der Öffentlichkeit werben. Weder im Fernsehen noch in den gängigen Zeitschriften gibt es Werbung für die MMR-Impfung ... Wir müssen schließlich dazu kommen, dass das Unterlassen und nicht die Durchführung der Impfungen Konsequenzen für die Ärzte haben könnte ... Es ist sicher schwer mit der Pressefreiheit zu vereinbaren, aber Journalisten sollten auf eigene kritische Kommentare unmittelbar neben Impfartikeln von Fachleuten verzichten.

Der Begriff Kinderkrankheiten ist prinzipiell zu vermeiden. Es ist ein moralisches Problem, die hohen Kosten moderner Impfprogramme der Allgemeinheit aufzubürden und demjenigen, der diese ungefährlichen Maßnahmen verweigert, im Krankheitsfall vollen Schutz zu gewähren. Kann man Impfverweigerer an den unnötigen Krankheitskosten eventuell gleichermaßen beteiligen, wie dies bei Brillen oder Zahnersatz schon lange üblich ist?«

So weit Dr. Göring (vgl. Anita Petek-Dimmer, Kritische Analyse der Impfproblematik, Verlag Aegis Schweiz, 2004, S. 211 bis 212).

Auch wenn wir in Deutschland grundsätzlich keine Impfpflicht haben, besteht die Möglichkeit, im Notfall entsprechende Anordnungen zu treffen und so mittels Impfpflicht die Bevölkerung zu schützen. In Deutschland ist dies im Infektionsschutzgesetz mit dem folgenden Wortlaut geregelt:

»§ 20 (6) Das Bundesministerium für Gesundheit wird ermächtigt, durch Rechtsverordnung mit Zustimmung des Bundesrates anzuordnen, dass bedrohte Teile der Bevölkerung an Schutzimpfungen oder anderen Maßnahmen der spezifischen Prophylaxe teilzunehmen haben, wenn eine übertragbare Krankheit mit klinisch schweren Verlaufsformen auftritt und mit ihrer epidemischen Verbreitung zu rechnen ist. Das Grundrecht der körperlichen Unversehrtheit (Artikel 2 Abs. 2 Satz 1 Grundgesetz) kann insoweit eingeschränkt werden. (...)«.

In der Schweiz sieht Artikel 23 Absatz 2 des Epidemiengesetzes die Möglichkeit für Kantone vor, obligatorische Impfungen einzuführen.

2) Gibt es jedoch eine Pflicht zur Vorlage des Impfpasses?

Da in Schulen immer wieder die Vorlage des Impfpasses gefordert wird, kommt vorerwähnte Frage bei verunsicherten Eltern auf.

Grundsätzlich gilt: Es gibt in Deutschland keine Impfpflicht und auch keine Pflicht zur Vorlage eines Impfpasses. Allerdings werden die Impfpässe von den Behörden immer wieder in einer Weise und einem Ton angefordert, der den Eindruck erweckt, als gäbe es diese Pflicht – und das verunsichert natürlich.

Mein Rat an alle Eltern lautet:

Betonen Sie, dass Sie sich selbstverständlich korrekt – gemäß den gesetzlichen Bestimmungen und der hierzu ergangenen Rechtsprechung – verhalten wollen, aber bis dato keine Rechtsgrundlage für die Forderung nach Vorlage Ihres Impfpasses bzw. des Impfpasses Ihres Kindes finden konnten.

Vor weiterem möge Ihnen daher die den Impfpass anfordernde Behörde die Rechtsgrundlage für diese Forderung nennen. Am besten stellen Sie diese Forderung schriftlich; ich empfehle, auch nur schriftliche Antworten zu akzeptieren. Mit dieser Empfehlung stehe ich nicht allein. Auch bei Informationsveranstaltungen zum Thema Impfen wird mittlerweile immer wieder zu einem derartigen Vorgehen geraten. Erfahrungsgemäß geschieht bei einem solchen Verhalten der Eltern behördlicherseits in den meisten Fällen nichts mehr.

Behörden sind grundsätzlich verpflichtet, in ihren Anschreiben die gesetzliche Grundlage ihrer Handlungen oder Forderungen zu benennen. Wenn Sie z.B. wegen einer Verkehrsordnungswidrigkeit wie etwa Falschparken oder Geschwindigkeitsüberschreitung einen »Anhörungsbogen« erhalten, werden darin immer die Paragraphen genannt, auf welche die Verwaltungsbehörde ihren Vorwurf stützt. In den Aufforderungen der Schulen oder Gesundheitsämter, die Impfpässe Ihrer Kinder vorzulegen, werden Sie in der Regel solche rechtlichen Hinweise nicht finden.

Die Rechtsgrundlage für diese Forderung nach Vorlage der Impfpässe steht tatsächlich auf schwachen Beinen, weshalb seitens der Behörden wohl aus gutem Grund regelmäßig bei der Aufforderung nach Vorlage der Impfpässe für diese Forderung keine Paragraphen angegeben werden.

Bewährt hat sich auch, bei einer Aufforderung der Schule, dem Kind den Impfausweis zur behördlichen Überprüfung und Beratung über erforderliche Impfungen zwar mitzugeben, aber gleichzeitig auch ein Schreiben, in dem Sie sich höflich und freundlich für das Beratungsangebot bedanken und erklären, dass Sie die Impffrage bereits mit dem Arzt Ihres Vertrauens abgeklärt haben und keine weitere Beratung benötigen.

Schwieriger ist die Sache natürlich dann, wenn z.B. an der Schule Ihres Kindes ein Masernfall oder ein Rötelnfall auftritt und die Behörden anhand der Impfpässe entscheiden wollen, welche ungeimpften Kinder zwei Wochen zu Hause bleiben müssen. In einem solchen Fall riskieren Sie bei Nichtvorlegen des Impfpasses den Unterrichtsausschluss.

Dieses Risiko des Unterrichtsausschlusses hängt immer wie ein Damoklesschwert über ungeimpften bzw. unvollständig geimpften Kindern und ihren Eltern.

Für den Fall der Anordnung eines Unterrichtsausschlusses bei Nichtvorlage des Impfpasses wäre die Beantragung einer sogenannten »Einstweiligen Verfügung« (gerichtliches Eilverfahren) oder eine Feststellungsklage gegen den Schulausschluss zwar theoretisch rechtlich möglich; angesichts der Be- und Überlastung unserer Gerichte ist ein derartiges rechtliches Vorgehen jedoch schon aus Zeitgründen ein »stumpfes Schwert«.

Sinnvoll wäre es, in diesem Fall anzubieten, den Maserntiter oder den Rötelntiter Ihres Kindes in einem Labor auf eigene Kosten untersuchen zu lassen.

Wenn Ihr Kind zum Beispiel aufgrund einer sog. »stillen Feiung« (unbemerkt verlaufender Kontakt mit dem Masernvirus) ausreichend Antikörper gegen Masern oder Röteln erworben hat, gibt es keinen Grund mehr für den Unterrichtsausschluss. Diese Methode hat sich in der Praxis bewährt. Sehr viele Menschen haben Antikörper gegen Röteln, ohne deutlich erkennbar an Röteln erkrankt gewesen zu sein.

Mit dieser Methode (Untersuchung der Rötelnantikörper auf eigene Kosten) konnte ich selbst vor einer geplanten Schwangerschaft einer Rötelnimpfung entgehen, zu der mein behandelnder Frauenarzt geraten hatte, die ich aber nicht wünschte, weil ich das Risiko der Rötelnimpfung aus meiner beruflichen Praxis besser kannte, als mir lieb war.

Meine Antikörper gegen Röteln waren enorm hoch. Der Frauenarzt, der verständlicherweise – schon aus haftungsrechtlichen Gründen – eine Rötelnimpfung dringendst empfohlen hatte, konnte daher nach dem Ergebnis der Untersuchung, ob und in welcher Höhe ich Abwehrkräfte gegen Röteln habe, ruhigen Gewissens von der ins Auge gefassten Rötelnimpfung Abstand nehmen, da ich einen enorm hohen Antikörpertiter gegen Röteln hatte, so dass sich eine Impfung nicht als nötig erwies.

Ich kann Sie nur immer wieder ermuntern, bei jedem Kontakt mit Ärzten, Behörden oder Institutionen, die Ihre Grundrechte auf die eine oder andere Art einschränken wollen,

- auf schriftliche Benennung der gesetzlichen Grundlagen zu bestehen und auch
- deutlich zu signalisieren, dass Sie bereit sind, Mitverantwortung für Ihre Gesundheit zu übernehmen.

Wir leben in Deutschland in einer Demokratie und sind als freie, mündige Bürger die tragenden Säulen des Staates. Im Gegensatz zur Schweiz haben dies in Deutschland viele Menschen – gerade aus den neuen Bundesländern – immer noch nicht »verinnerlicht«. Jedoch erfordert jede Form von Zivilcourage – insbesondere in den neuen Bundesländern – immer noch tägliches Üben.

Viele Menschen haben – gerade in Impffragen – nicht die zu einer verantwortungsbewussten Impfentscheidung erforderliche Zivilcourage und lassen daher sich selbst/oder ihre Kinder in ein Impfschema hineinpressen, in das sie aus den verschiedensten Gründen nicht hineinpassen.

Die Erfahrung lehrt leider: Immer dann, wenn eine neue Impfung gegen eine Krankheit erfunden wurde, wird die Krankheit, gegen die geimpft werden kann, sehr werbewirksam inszeniert, wie zum Beispiel der engagierte und sensible Impfpraktiker Dr. Harald von Zimmermann immer wieder beanstandete.

Dies konnte man beispielsweise nach Einführung der Impfung gegen Frühsommermeningoencephalitis (FSME-Impfung oder »Zeckenimpfung«) beobachten. Sowohl die Gefahr der Zecken als auch die Anzahl der Erkrankungen an FSME wurde deutlich dramatisiert.

Dies wird durch folgende Überlegungen deutlich: FSME-Fälle werden als Fallzahlen gesammelt und nicht als Patientenzahlen.

Fallzahlen kommen auf folgende Art und Weise zustande: Angenommen Frau Müller wird von einer Zecke gestochen bzw. gebissen und erkrankt an FSME. Frau Müller geht mit ihren Beschwerden zu ihrem Hausarzt, dieser überweist sie weiter an einen Neurologen, und von dort wird sie dann in das Spital geschickt zur weiteren Untersuchung.

Frau Müller wird nun dreimal (Hausarzt, Neurologe, Spital) als FSME-Fall registriert und geht als drei Fälle von FSME in die Statistik ein. Auf diese Art und Weise kann man die FSME-Fälle auch erhöhen, ohne dass deswegen die Zecken gefährlicher oder häufiger geworden wären. (vgl. AEGIS Impuls, Nr. 26, 2. Quartal 2006 S. 11 mit weiteren Nachweisen).

Dass in Deutschland – nach Abschaffung der Impfpflicht gegen Pocken – grundsätzlich keine Impfpflicht mehr besteht, wissen offensichtlich nur sehr wenige Menschen, denn Eltern meiner möglicherweise oder wahrscheinlich impfgeschädigten Mandanten erzählen mir immer wieder, der Impfarzt habe ihnen vor der Impfung nur gesagt, diese oder jene Impfung sei »fällig«:

Wie zu Beginn der Einführung der Impfungen, als ein Großteil der Ärzte wegen des nicht 100 %igen Schutzes und wegen der gesundheitlichen Schäden der Impfungen gegen die Impfungen öffentlich aufgetreten war, beginnt sich auch jetzt die Zahl von Ärzten zu mehren, welche den von der Ständigen Impfkommission (STIKO) empfohlenen

- Impfzeitpunkt,
- die Vielzahl der von der STIKO empfohlenen Impfungen und insbesondere
- die den Impfungen beigefügten Impfzusatzstoffe (Adjuvantien, vom lateinischen Wort adjuvare, was unterstützen, helfen bedeutet) und
- die geringe Zahl der von der STIKO genannten Kontraindikationen gegen Impfungen kritisch hinterfragen.

Wussten Sie dies?

Allerdings versucht die Impfindustrie über die Ärztekammern auf solche Ärzte, die öffentlich Kritik am Impfwesen oder auch nur an einzelnen Impfungen oder an der Zusammensetzung der Impfstoffe äußern, Druck auszuüben und sie – ohne sich mit ihren Argumenten genauer auseinanderzusetzen – in die Ecke »Impfgegner« zu stellen.

In die Ecke »Impfgegner« sollte sogar Professor Wolfgang Ehrengut gestellt werden, als er schon vor Jahrzehnten auf

- Impfrisiken,
- Forschungsdefizite und
- fehlendes Wissen über Langzeitfolgen von Impfungen hinwies.

Beispielsweise wies Herr Professor Ehrengut schon vor Jahrzehnten in seiner »Impffibel« (S. 229) darauf hin, dass durch die Masernimpfungen die »Kinderkrankheit« Masern in ein höheres Alter gedrängt werden kann, wo häufiger gefährliche Encephalitiden (Gehirnentzündungen) auftreten können.

Es bedarf wohl keiner Erklärung, dass der Vorwurf, Impfgegner zu sein, Herrn Professor Ehrengut, einen außerordentlich erfahrenen, differenzierten und sensiblen Impfbefürworter, schwer getroffen hat.

Dieser Vorwurf hielt ihn jedoch nicht davon ab,

- seine 50-jährigen Erfahrungen als Impfschadensgutachter in Buchform zu veröffentlichen,
- immer wieder Warnhinweise in Bezug auf Impfrisiken zu geben und
- möglicherweise oder wahrscheinlich Impfgeschädigten mit seinem reichen Erfahrungswissen bei der Durchsetzung ihrer Ansprüche auf Impfschadensanerkennung und Versorgung zu helfen.

Tatsache ist, dass es von Anfang an und bis heute gegensätzliche oder zumindest stark differierende Meinungen zum Thema Impfen gab und gibt.

Wissenschaftliche Erkenntnisse und die daraus folgenden Handlungsprinzipien ändern sich laufend. Bestes Beispiel hierfür sind insbesondere die sich immer wieder ändernden Impfempfehlungen der STIKO.

In der Medizin gilt oft:

Der Fortschritt von heute ist der Fehler von morgen. (vgl. Kummer, Impfungen, Hilfen zur freien Entscheidung, S. 41).

Es gibt im Augenblick – zumindest in Deutschland – keine eigentliche Forschung über Impfschäden.

Es gibt kein Institut, keine Forschungseinrichtung o. ä., das sich speziell dieser Frage widmet.

Es wird seitens der Impfindustrie immer wieder behauptet, moderne Impfstoffe seien immer wieder verbessert worden, so dass es mit modernen Impfstoffen keine Impfschäden mehr gebe.

Es mag durchaus sein, dass moderne Impfstoffe verbessert wurden und insbesondere der problematische Impfzusatzstoff Thiomersal (Quecksilberverbindung) in den meisten modernen Impfstoffen nicht mehr enthalten ist. Aber es darf nicht übersehen werden, dass diese modernen, vielfältig verbesserten Impfstoffe bei Menschen mit all ihren Unterschieden und vielfältigen – u. a. auch genetischen – »Schwachstellen« zum Einsatz kommen.

Selbst wenn die modernen Impfungen perfekt wären, was ich als Juristin natürlich nicht beurteilen kann und will, muss doch berücksichtigt werden, dass diese Impfungen Menschen verabreicht werden, die leider nicht perfekt sind.

Die Christen sprechen gern von »menschlicher Erbsünde«, die Homöopathen von Miasmen und die Schulmediziner von »genetischen Schwachstellen«.

Da arzneimittelbedingte Probleme nicht jeden treffen (da z.B. die Fähigkeit zum Entgiften bei den Menschen sehr unterschiedlich ausgeprägt ist) und insbesondere nicht in gleicher Weise treffen, wurden die Probleme und Risiken der Impfstoffe und insbesondere der Impfzusatzstoffe lange Zeit nicht oder nicht in der gebotenen Weise gesehen und erkannt.

Die Pharmakogenetik erklärt, warum arzneimittelbedingte Probleme nicht jeden treffen. Die Pharmakogenetik ist ein Teilgebiet der klinischen Pharmakologie und befasst sich mit den vererbten Besonderheiten der Wirksamkeit und des Abbaus von Medikamenten im Körper. Grundlage der Pharmakogenetik ist die Erkenntnis, dass sowohl die erwünschten als auch die unerwünschten Wirkungen vieler Medikamente durch angeborene genetische Merkmale beeinflusst werden.

Seit Jahrzehnten ist bekannt, dass viele häufig verordnete Medikamente zum Teil erhebliche interindividuelle Unterschiede in ihrer therapeutischen Wirkung und ihren Nebenwirkungen aufweisen, die nicht mit den bekannten Einflussfaktoren, wie Alter, Körpermasse, Nieren- und Leberfunktion, erklärt werden können. So sind beispielsweise Betablocker und Antidepressiva überhaupt nur bei 25 bis 60 % der Patienten wirksam. Als Ursache mancher dieser Unterschiede konnten bereits vererbte genetische Merkmale identifiziert werden.

Wussten Sie dies?

Bei Impfstoffen sind pharmakogenetische Überlegungen im Besonderen beim Abbau von toxischen Bestandteilen wie aluminiumhaltigen Impfzusatzstoffen und Konservierungsmitteln (wie z.B. das quecksilberhaltige Thiomersal) und den daraus resultierenden Konsequenzen für die Toxizität wichtig.

Wurden anfangs hauptsächlich genetische Unterschiede bei den arzneimittelabbauenden Enzymen entdeckt, so sind heute auch Polymorphismen und genetische Varianten für andere wirkungsrelevante Prozesse wie Absorption (Physik) und Verteilung sowie Transportproteine und Rezeptoren der Arzneimittel bekannt (vgl. Pharmakogenetik – aktueller Wissensstand und klinische Anwendbarkeit. Der Arzneimittelbrief, Jg. 39, Nr. 8, August 2005).

Nach den neuesten Erkenntnissen der Impfschadensforschung ist die Situation in Bezug auf Impfzusatzstoffe möglicherweise oder wahrscheinlich ähnlich.

Ein kleiner Prozentsatz der Menschen weißer Hautfarbe scheint eine – wie auch immer gestaltete – »Schwachstelle« in Bezug auf die Ausscheidung von Impfzusatzstoffen zu haben.

Wussten Sie dies?

Dies betont Herr Dr. Klaus Hartmann, der im Paul-Ehrlich-Institut viele Jahre für Impfstoffsicherheit zuständig war, immer wieder in seinen Gutachten.

Im Körper (und insbesondere im Gehirn) dieser Menschen können sich diese Impfzusatzstoffe anreichern und führen dann zu mehr oder minder ausgeprägten Schäden. Diese Gefahr ist in den ersten zwei bis drei Lebensjahren eines Kindes besonders groß, weil in diesem Alter die Blut-Hirn-Schranke noch nicht ausreichend dicht ist.

Bisher wurde das Thema Impfschaden von Gutachtern im Rahmen ihrer sonstigen Tätigkeit mit abgehandelt. Dabei überwiegt die Tendenz, statt Impfschäden aufzuspüren, Impfschäden auszuschließen oder – anders ausgedrückt – statt Impfschäden zu suchen, Impfschäden zu decken. Dies könnte der Hauptgrund dafür sein, dass nur wenige Impfschäden anerkannt werden (vgl. AEGIS, Impuls Nr. 35, 3. Quartal 2008, S. 38–39).

XIII Impfforschung und Konsequenzen aus der Forschung

Es gibt enorme Wissensdefizite in Bezug auf
1) die Wirkungsweise des menschlichen Immunsystems,
2) Sicherheit und Dauer des Impfschutzes,
3) Langzeitwirkungen von Impfungen (insbesondere für zukünftige Generationen),
4) Wahl des optimalen Impfzeitpunktes,

um nur die gravierendsten Probleme unserer derzeitigen Impfpolitik aufzuzeigen.

Es gibt unter Medizinern viele Ärzte, die – wie Herr Professor Ehrengut dies schon vor Jahrzehnten tat – nicht müde werden, auf viele Forschungsdefizite in Bezug auf das Impfen und die Arbeitsweise des Immunsystems hinzuweisen.

Ich zitiere aus der jüngeren Vergangenheit beispielhaft Dr. Wolfgang Wodarg, Medizinaldirektor i.R. und ehemaliger Bundestagsabgeordneter:

»Momentan finden die Tests für den Impfstoff gegen das H1N1-Virus statt, das vom Pharmakonzern Novartis entwickelt wurde. **Allerdings besteht der Nährboden des Impfstoffs aus Krebszellen tierischer Herkunft.**«

Mediziner befürchten, dass durch geringe Verunreinigungen aus den hoch potenten Krebszellen ein Risiko für die Geimpften besteht, welches allerdings erst nach vielen Jahren und nach vielen Testpersonen nachzuweisen ist. Der damalige Präsident des Paul-

Ehrlich-Instituts hat die Anschuldigungen des Mediziners und SPD-Bundestagsabgeordneten Wolfgang Wodarg strikt zurückgewiesen.

Vor 20 Jahren wurden ausreichende Regeln zur Produktion von Impfstoffen mit Krebs erregenden Zellkulturen von der Weltgesundheitsorganisation festgelegt, meinte Professor Johannes Löwer.

Auch Dr. med. Joachim Mutter weist auf einen möglichen Zusammenhang zwischen Autoimmunerkrankungen und vorausgegangenen Impfungen hin.

Ich zitiere:»Forschungserfolg: Erstmals Hinweise zur Entstehung von Autoimmunerkrankungen. Der Entstehungsmechanismus von Autoimmunerkrankungen war bisher weitgehend unbekannt.

Ein vom Ministerium für Bildung, Wissenschaft und Forschung und Technologie (BMBF) seit 1990 mit 13 Mio. DM geförderter Forschungsverbund von 10 Projekten brachte neue Aufschlüsse ... An Autoimmunerkrankungen leiden Schätzungen zufolge bis zu 5 % aller Erwachsenen in Europa und in den USA.

Das Krankheitsbild: Eine Störung des Immunsystems führt zu Entzündungen in verschiedenen Organen des Körpers ... Fehlgesteuerte T-Zellen werden aktiv und greifen körpereigenes Gewebe an ... Die Beobachtung, dass bestimmte Schwermetalle eine Autoimmunerkrankung auslösen können, ist deshalb ein Glücksfall«.

»Ernst Gleichmann und Mitarbeiter von der Universität Düsseldorf entdeckten, dass die Behandlung eines Antigens mit Gold- bzw. Quecksilbersalzen ... die Immunantwort ... verändert«.

Antigene sind körperfremde Stoffe, die im Impfstoff enthalten sind. Während ohne Gabe von Schwermetallen der richtige Teil des Antigens von den körpereigenen T-Zellen (Abwehrzellen) angegriffen wird, reagiert das Immunsystem nach einer Behandlung mit Gold oder Quecksilber »verstört«.

Die T-Zellen können möglicherweise das ursprüngliche Antigen nicht mehr sicher erkennen und greifen auch körpereigene Zellen an.

Es wird **vermutet,** dass dieser Mechanismus für das Entstehen von Autoimmunerkrankungen verantwortlich ist (vgl. Dr. med. Joachim Mutter, Gesund statt chronisch krank, fit fürs Leben Verlag, 2009, Weil der Stadt, S. 64 mit weiterem Nachweis).

Falls also als Folge der Wirkung der in den Impfstoffen enthaltenen Schwermetalle – wenn auch extrem selten – nicht der richtige Teil des mit dem Impfstoff eingebrachten Antigens von den körpereigenen Abwehrzellen (T-Zellen) angegriffen wird, sondern körpereigene Zellen des Impflings, ist der Impfling – bewusst vereinfacht ausgedrückt – quasi »gegen sich selbst geimpft«, weil fehlgesteuerte T-Zellen nicht nur – wie mit der Impfung angestrebt – eindringende Krankheitserreger zerstören, sondern auch körpereigene Nervenzellen oder z.B. Zellen der Bauchspeicheldrüse, was nach zahlreichen neuen Studien die Ursache kindlichen Diabetes (Zuckerkrankheit) ist oder zumindest sein könnte.

Auch dieses zumindest theoretisch bestehende Risiko muss man sehen, wenn man die Impfentscheidung für sich selbst und seine Kinder verantwortungsbewusst treffen will.

Ich wurde kürzlich beim Frisör von der Leiterin eines Kindergartens gefragt, ob ich es für möglich halte, dass das in jüngster Zeit immer wieder beobachtete Auftreten von juvenilem Diabetes Typ I (»Zuckerkrankheit«) schon bei Kindern im Vorschulalter mit dem Impfen zusammenhängen könnte.

Bei Beginn ihrer Tätigkeit als Erzieherin vor ca. zwei Jahrzehnten hatte diese Dame juvenilen Diabetes Typ I nicht einmal gekannt; jetzt habe sie jedoch mehrere Kinder mit dieser Erkrankung in ihrem Kindergarten.

Ich konnte und wollte als Rechtsanwältin auf diese Frage keine Antwort geben.

Die Frage hat mich jedoch sehr nachdenklich gemacht.

Die Häufigkeit von Diabetes bei Kleinkindern und Kindern bis zu 14 Jahren nimmt jährlich zu.

Während es bisher bei der Zuckerkrankheit eine klare Trennung zwischen Typ 1 (»jugendlicher Diabetes«) und Typ 2 (»Alterszucker«) gab, vermischen sich die Grenzen heute immer mehr.

Diabetes vom Typ 1 ist die Folge einer autoimmunbedingten Zerstörung der Insulin produzierenden Zellen in der Bauchspeicheldrüse, während bei Typ 2 der Körper nicht mehr auf das produzierte Insulin reagiert.

Da ohne Insulin keine Zuckerverwertung und damit Energiegewinnung stattfinden kann, ist dieses Hormon lebenswichtig für den Körper.

Mehrere Sozialgerichtsprozesse und Verwaltungsgerichtsprozesse befassen sich aktuell mit der Frage der Verursachung kindlichen Diabetes durch Aluminiumhydroxid enthaltende Impfungen.

Es wird zwar in Deutschland immer noch von hochkarätigen Medizinern versucht, die Kausalität zwischen immer mehr Impfungen und Kinder-Diabetes auf der Basis des Wissensstandes von vor ca. 5 Jahren in Abrede zu stellen.

Das Amerikanische Institute of Medicine (IOM) erkennt allerdings seit neuestem zumindest das Risiko von impfbedingten Autoimmunerkrankungen an und fordert mehr Forschung zu diesem Thema (vgl. Hirte, Impfen Pro und Contra, 17. Auflage, S. 102 ff. mit weiteren Nachweisen).

Angesichts der von der Pharmaindustrie unabhängigen internationalen Impfrisikoforschung darf man jedoch gespannt auf das Ergebnis dieser Prozesse warten.

Wir in Deutschland können uns angeblich eine solche von der Pharmaindustrie unabhängige Impfrisikoforschung nicht im erforderlichen Umfang leisten.

Es muss aber die Frage erlaubt sein, ob wir es uns leisten können, immer mehr – nicht von unabhängigen Forschern getestete – Impfstoffe öffentlich zu empfehlen und eingetretene Impfschadensfälle auf Staatskosten zu versorgen.

Kein geringerer als Professor Schmitt, der langjährige Vorsitzende der STIKO, prangerte die deutschen Forschungsinstitute im Impfwesen vor seinem Ausscheiden aus der STIKO sehr bildhaft an. Er sagte sinngemäß, in der Impfpolitik sollten wir Deutschen an einem Formel-1-Rennen teilnehmen; seitens des Staates würde uns hierfür jedoch nur ein »Smart« zur Verfügung gestellt.

Es sollte zumindest zu denken geben und auch in Deutschland weitere Studien veranlassen, dass seit vielen Jahren die Anzahl von Fällen kindlichen Diabetes – einer Autoimmunkrankheit, bei welcher sich die Bauchspeicheldrüse selbst zerstört – enorm zunimmt, auch in Familien, in denen bisher kein Diabetes (Zuckerkrankheit) auftrat.

Die Diabetesforscherin Professor Annette Ziegler führt zu dem Verdacht eines Zusammenhangs zwischen Diabetes (Zuckerkrankheit) und Impfungen aus:

»Eine einzelne Impfung ist es nicht, aber es könnte sein, dass die enorme Anzahl von Immunstimulationen, die so früh stattfinden, das Immunsystem verändern und bei einem Kind, das schon eine gewisse genetische Grundvoraussetzung mitbringt, dann eine Rolle spielen«.

(vgl. Hirte, Impfen Pro und Contra, 17. Auflage, S. 105 mit weiteren Nachweisen).

Eingehende Überprüfungen zur Frage des Zusammenhangs zwischen immer mehr Impfungen und Autoimmunerkrankungen sind dringend erforderlich.

Die von der Pharmaindustrie durchgeführten oder finanzierten Impfstudien beobachten die Impflinge typischerweise nur wenige Tage oder bestenfalls Wochen. Dieser Beobachtungszeitraum ist jedoch aus verschiedenen Gründen zu kurz.

Durch Impfungen möglicherweise verursachte Autoimmunerkrankungen – wie z.B. Diabetes oder Rheuma – können aber noch ein Jahr nach den Impfungen auftreten (vgl. Hirte, Impfen Pro und Contra, 17. Auflage, S. 104/105 mit weiteren Nachweisen).

Es wäre pathobiologisch (von der krankmachenden Wirkung her) erklärbar, dass als Folge einer durch Impfzusatzstoffe verursachten autoimmunologischen Reaktion die Insulin produzierende Bauchspeicheldrüse des Impflings angegriffen und teilweise zerstört wird, so dass sie nicht mehr in ausreichendem Umfang Insulin produzieren kann.

Professor Wolfgang Ehrengut, wie schon erwähnt ein sehr erfahrener und sensibler Impfschadensgutachter, betonte immer wieder, wenn sich vermeintliche Zufälle »zufällig« sehr häuften, müsse dies für einen verantwortungsbewussten Arzt und Juristen nicht mehr zufällig, sondern »auffällig« sein.

Demzufolge wurde es von einigen Sozialgerichten und Verwaltungsgerichten auch bereits als »auffällig« eingestuft, dass in engem zeitlichem Zusammenhang mit Impfungen, welche z.B. Aluminiumhydroxid als Wirksamkeitsverstärker enthielten, zahlreiche Fälle von Diabetes Typ 1 bei Kindern aufgetreten sind.

Diabetes Typ 1 ist eine Autoimmunerkrankung.

Weitere Begutachtungen im Lichte internationaler Forschungsarbeiten zu Autoimmunerkrankungen müssen veranlasst werden. Man darf gespannt sein.

Auch der Einfluss von Impfungen schon im ersten Lebensjahr auf das Auftreten von Allergien ist unzureichend erforscht.

Fakts:
In industrialisierten Ländern werden Säuglinge seit 50 Jahren routinemäßig im Alter von weniger als 6 Monaten geimpft; dies geschieht mit Impfstoffen, die problematische Substanzen wie Aluminium, Quecksilber und Antibiotika enthalten. In dieser Zeit hat sich die Häufigkeit von Allergien und Asthma vervielfältigt.

Man muss heute bei Kindern eine Sensibilisierungsrate von 32 % (Japan), eine Asthmarate von 9 % (CH) bis 25 % (Australien) feststellen; jeder dritte Kindernotfall ist bedingt durch Asthma (USA). (vgl. Arbeitsgemeinschaft für differenzierte Impfungen, Postfach, 3000 Bern 9, »Der individuelle Impfentscheid« Okt. 1998, mit weiteren Nachweisen).

Allergien nehmen in den Industrienationen immer weiter zu. In den Entwicklungsländern kommen sie dagegen praktisch nicht vor. Auch gab es in der DDR viel weniger Allergiker als in der BRD. Forscher haben sich gefragt, woran das liegt. Ein Ansatz waren Infektionen.

In der sogenannten Dritten Welt leiden die Menschen viel häufiger an Infektionskrankheiten, und auch in der DDR waren kleine Kinder mehr Krankheitserregern ausgesetzt, weil sie sehr früh in den Hort kamen. Studien zeigen außerdem, dass Personen, die Kontakt mit Tuberkulose-Bakterien oder eine Hepatitis A hatten, seltener an Allergien erkranken.

Inzwischen wurde in Tierversuchen eindeutig bewiesen, dass Infektionen in früher Jugend vor Allergien schützen (wie z.B. Professor Klaus Erb, Universität Würzburg mehrfach betonte). Warum das so ist, weiß man allerdings noch nicht sicher.

: – zumindest plausible – Erklärung könnte darin bestehen, urch Impfungen, welche Aluminiumhydroxid enthalten, ̤ ̤ ̤ r das TH2-System stimuliert wird, die zelluläre Abwehr (TH1-Reaktion) dagegen nur gering.

Auch hier besteht noch erheblicher Forschungsbedarf, wie Professor Klaus Erb von der Universität Würzburg betont.

Dass massive Forschungsdefizite in Bezug auf die menschlichen T-Zellen (Abwehrzellen) bestehen, hat jedoch nicht dazu geführt, hier staatliche Forschungsgelder zur Verfügung zu stellen. Angesichts

● der immer noch bestehenden Wissensdefizite über die exakte Arbeitsweise des menschlichen Immunsystems,

● der guten Ernährungslage sowie

● der gesundheitsfördernden Wohnverhältnisse in Deutschland

raten viele sensible und verantwortungsbewusste Ärzte mittlerweile zumindest für Mitteleuropa zu mehr Vorsicht und Zurückhaltung bei Impfungen, ohne deswegen Impfgegner zu sein.

Auch die Langzeitwirkungen von Impfungen – insbesondere für die nächste und die übernächste Generation – sind unzureichend erforscht.

Professor Wolfgang Ehrengut wies beispielsweise schon vor Jahrzehnten darauf hin, dass durch die Masernimpfung zum einen nur ein **zeitlich begrenzter Impfschutz** gewährleistet werden kann und zum anderen die Masernerkrankung – ohne rechtzeitige Auffrischungsimpfung – ins spätere Lebensalter gedrängt wird, wo sie erfahrungsgemäß wesentlich gefährlicher ist als im ersten Lebensjahrzehnt (Ehrengut, Impffibel, S. 229, Schmitt, Impfungen für Kinder, S. 28). Auch Herr Professor Stickl, der frühere Chef der Bayerischen Landesimpfanstalt, erkannte und thematisierte dieses Problem.

In der »Honeymoon-Phase (Flitterwochenphase) des Impfens« – wie es eine Gruppe Schweizer Wissenschaftler ausdrückt – nahm man zunächst an, dass eine oder zwei Impfungen gegen eine Krankheit eine lebenslange Immunität gegen diese Krankheit bewirken würden, was jedoch nach neuesten Erkenntnissen nicht der Fall ist, weil Impfungen nur einen zeitlich begrenzten Schutz (wie lange?) bieten, so dass immer wieder Auffrischimpfungen nötig sind, um den Impfschutz aufrechtzuerhalten. Aus diesem Grund hat beispielsweise die STIKO im August 2012 die Impfempfehlungen für Mumps geändert und Auffrischimpfungen empfohlen.

Auf dieses Problem (fehlende gesicherte Kenntnisse über die Langzeitwirkungen von Impfungen) wies auch der Kinderarzt Dr. Harald von Zimmermann in seinen zahlreichen Veröffentlichungen und Vorträgen immer wieder hin. Der erfahrene Pädiater (Kinderarzt) und Impfpraktiker betonte in Bezug auf das Impfen und dessen Langzeitfolgen immer wieder humorvoll:

»In der Impfpolitik glauben viele zu wissen, wissen aber nicht, dass sie nur glauben«.

Selbst Herr Professor Schmitt, der langjährige Vorsitzende der STIKO, zeigt das Risiko auf, dass durch Impfungen frühere Kinderkrankheiten ins Erwachsenenalter gedrängt werden können, wo sie wesentlich gefährlicher sind als im Kindesalter (Schmitt, Impfungen für Kinder, S. 28).

Die Kinder ungeimpfter Mütter früherer Generationen, die zum Beispiel die Masern noch selbst im Kleinkindalter durchgemacht hatten, konnten ihren Säuglingen für die ersten circa 6 Lebensmonate einen sogenannten »Nestschutz« gegen Masern für die Zeit mitgeben, in der Masern besonders gefährlich sind. Falls der Säugling keinen oder keinen ausreichenden mütterlichen Nestschutz hat, besteht beim Säugling die Gefahr der Erkrankung an Masern innerhalb der ersten Lebensmonate. In diesem Zeitraum ist eine Masernerkrankung für den Säugling jedoch extrem gefährlich.

Zum »Nestschutz« von Säuglingen muss man Folgendes wissen:

Die Kenntnisse darüber, inwieweit der Infektionsschutz des Säuglings durch in utero (in der Gebärmutter) diaplazentar (über den Mutterkuchen) erworbene Antikörper oder durch Antikörper in der Muttermilch gewährleistet wird, sind noch sehr unvollständig. Andererseits beeinflussen erfahrungsgemäß schon vorhandene Antikörpertiter des Säuglings das »Angehen« von Impfungen mit Lebendimpfstoffen erheblich. Die Anzahl der passiv erworbenen Antikörpertiter des Säuglings ist abhängig vom Antikörpertiter der Mutter.

Da ich schon selbst Masern durchgemacht hatte, konnte ich an meine Kinder auch einen guten mütterlichen Nestschutz gegen Masern weitergeben, weshalb beispielsweise die Masernimpfung meines Sohnes zu Beginn des zweiten Lebensjahres nicht angehen konnte und der Junge – trotz Masernimpfung – im ersten Schuljahr »Bilderbuchmasern« entwickelte. Als ich damals mit den Erstsymptomen von Masern bei meinem Sohn zum Kinderarzt fuhr und mir erlaubte zu sagen, das Kind scheine Masern »auszubrüten«, erklärte mir der Kinderarzt nach einem Blick in den Impfpass meines Sohnes – sehr herablassend – dies könne nicht sein, da der Junge ja gegen Masern geimpft sei.

Als ich den Fall daraufhin mit meinem Mentor Professor Wolfgang Ehrengut besprach, sagte dieser spontan, die Masernimpfung habe offenbar angesichts der sehr hohen mütterlichen Antikörper gegen Masern nicht »angehen« können; ich solle jedoch dem Kinderarzt sehr dankbar sein, dass er zumindest die Masernerkrankung meines Sohnes nicht falsch behandelt habe.

Da viele Mediziner der jungen Medizinergeneration als Folge der durch Massenimpfprogramme gegen Masern deutlich reduzierten Erkrankungshäufigkeit die Masernerkrankung nicht mehr aus der ärztlichen Praxis kennen und daher möglicherweise nicht mehr sicher diagnostizieren können, werden leider Masern immer wieder falsch (mit Antibiotika) behandelt, obwohl es sich bei Masern um eine Viruserkrankung handelt, die nicht mit Antibiotika behandelt werden darf, da Antibiotika – wenn überhaupt – nur gegen Bakterien wirken.

Viele Impfpraktiker (z.B. Dr. Harald von Zimmermann) sind der Meinung, gerade durch Falschbehandlung von Masern sei die Komplikationsquote der Masernerkrankung in den letzten Jahren sehr erhöht worden.

Die jetzige Medizinergeneration kennt leider manchmal die Erstsymptome der Masernerkrankung nicht richtig und nicht rechtzeitig, wodurch es leicht zu Falschbehandlungen kommen kann.

Da geimpfte Mütter weniger hohe Antikörpertiter aufweisen als Mütter, welche die Krankheiten tatsächlich durchgemacht haben, sind Kinder von geimpften Müttern weniger lang durch den mütterlichen Nestschutz vor einer Masernerkrankung geschützt und müssen aus diesem Grund eventuell früher geimpft werden, wenn die Mutter nicht durch zirkulierende Wildmasernviren – möglicherweise unbemerkt – eine Auffrischung (sog. »Boosterung«) ihres Masernschutzes erlebt hat.

Die heutigen Mütter haben – noch – eine »gemischte Immunität«, das heißt

- teils durch die Impfung erworben und
- teils vom noch zirkulierenden Wildvirus »geboostert« (d.h. natürlich aufgefrischt).

Folgerichtig ist auch diese Masernimmunität der heutigen Mütter-generation noch solider als eine reine Impfimmunität. Von Jahr zu Jahr geht aber durch viele (zu viele?) Masernimpfungen der Anteil der durch den Wildvirus bedingten bzw. aufgefrischten Immuni-tät zurück. Auch das muss man bedenken, wenn man sich für oder gegen eine Masernimpfung entscheidet. **Einen »Königsweg« gibt es nicht.** Man kann nicht mehr tun, als Risiko und Nutzen der Masernimpfung verantwortungsbewusst abzuwägen und auch die Langzeitfolgen von Masernimpfungen zu bedenken.

Auch die Frage, ob und gegebenenfalls wie lange das Kind gestillt wird, ist für die Impfentscheidung von Bedeutung. Mit der Muttermilch werden auch mütterliche Antikörper an den Säugling weitergegeben. Daher können unter dem Schutz dieser mütter-lichen Antikörper viele Impfungen im ersten Lebensjahr nicht »angehen«.

Wussten Sie dies?

Erst in den letzten Jahren hat man begonnen, sich für die Mutter-milch zu interessieren, weshalb wissenschaftliche Arbeiten zu die-sem Thema noch in nur spärlicher Zahl vorliegen.

Man weiß aber, dass Muttermilch Wachstumsfaktoren, Zyto-kine und Hormone enthält, Stoffe, die die Entwicklung der kind-lichen Mukosabarriere beschleunigen und somit auch die intesti-nale Infektabwehr (Infektabwehr im Darmbereich).

Als Mukosa bezeichnet man die Auskleidung innerer Hohl-räume des Organismus durch ein in der Regel unverhorntes, ein-oder mehrschichtiges, flach- bis hochprismatisches Epithel. Das Epithel ist eine biologisch-medizinische Sammelbezeichnung für Deckgewebe und Drüsengewebe.

In einer 1989 durchgeführten Studie konnte man zeigen, dass vollgestillte, acht Wochen alte Säuglinge signifikant mehr sekre-torische IgA-Antikörper im Stuhl aufwiesen als ungestillte. IgA ist der hauptsächlich in der Muttermilch vorkommende Antikörper.

Ein Teil dieser IgA stammte aus der Muttermilch, ein wesentlicher Anteil aber wurde schon von der kindlichen Darmmukosa sezerniert (abgesondert). Die intestinale Mukosabarriere (zum Darmbereich gehörende Barriere) bildet die größte Grenzfläche zwischen dem Organismus und seiner Umwelt.

Die Schlussfolgerung dieser Studie war, dass Muttermilch die gastrointestinale (also über den Magen-Darm-Trakt erworbene) immunologische Entwicklung des Säuglings fördert.

Ein voll gestilltes Kind erhält via Muttermilch 0,5 bis 1,0 g sekretorische IgA pro Tag (als Vergleich: ein 60 kg schwerer Erwachsener produziert pro Tag 2,5 g IgA).

Diese IgA schützen erwiesenermaßen vor Cholera, Campylobacter- und Giardia-Infektionen. Giardien sind mikroskopisch kleine Dünndarmparasiten.

Des weiteren hat Muttermilch einen hohen Gehalt an rezeptoranalogen Eiweißmolekülen für gewisse Epithelstrukturen, die von Mikroben benötigt werden, um sich am Wirtsgewebe festsetzen zu können. Auf diese Weise wird zum Beispiel das Anhaften von Hämophilus-Influenzae-Bakterien und der Pneumokokken durch Muttermilch verhindert.

Zusätzlich besitzt Muttermilch auch entzündungshemmende Eigenschaften.

Lysozyme und Lactoferrin – Bestandteile der Muttermilch – spielen ebenfalls eine noch zu wenig erforschte Rolle in gewissen Abwehrmechnismen der Schleimhäute.

Bei einem Kind, das durch den mütterlichen Nestschutz und die Übertragung mütterlichen Krankheitsschutzes durch das Stillen einen hohen Antikörpertiter gegen Masern und Röteln hat, gehen beispielsweise Impfungen gegen Masern, Mumps und

Röteln (MMR) im ersten Lebensjahr und auch zu Beginn des zweiten Lebensjahres oft nicht an.

Für Diphterie und Tetanus gilt diese Aussage jedoch nicht.

Grundsätzlich kann man sagen, dass die Immunantwort des Säuglings auf Protein-Antigene (Beispiel Diphterie, Tetanus, Hepatitis B) besser ist als auf Polysaccharid-Antigene (Beispiel MMR).

Hieraus ist zu folgern:

Der Nestschutz, den geimpfte Mütter ihren Säuglingen bieten können, ist deutlich weniger gut als derjenige von Müttern, welche insbesondere Masern, Mumps und Röteln selbst durchgemacht haben.

Diese Verschlechterung des mütterlichen Nestschutzes ist ein Ergebnis der routinemäßigen Impfung im 2. Lebensjahr. Sie hat schon jetzt bei uns zu vereinzelten Fällen von Säuglingsmasern geführt (in Entwicklungsländern zu vielen).

Sollte sich diese Tendenz verstärken, ist in absehbarer Zeit mit vermehrtem Auftreten von Masern, Mumps, Pertussis (Keuchhusten) usw. bei Säuglingen in den ersten Lebensmonaten und bei Erwachsenen spätestens ab dem 20. Lebensjahr zu rechnen, wenn nicht rechtzeitig weitere Auffrischimpfungen erfolgen.

(vgl. Impfen – Routine oder Individualisation, Arbeitsgruppe für differenzierte Impfungen, CH 3000 Bern 9, Postfach, S. 57/58 f. mit weiteren Nachweisen).

Angesichts der unzureichenden Kenntnisse über die Dauer des Impfschutzes hielt es Herr Professor Stickl schon in den 80er-Jahren des vergangenen Jahrhunderts für möglich, dass z.B. gegen Masern Auffrischungsimpfungen für 40-Jährige notwendig werden könnten. (Er führte über dieses Thema eine umfangreiche Korrespondenz mit dem Impfpraktiker Dr. Harald von Zimmermann).

Auch die Rötelnimpfung schon im Kleinkindalter wurde und wird von vielen sensiblen Medizinern – wie z.B. Professor Ehrengut – mittlerweile kritisch hinterfragt.

Röteln sind an sich eine harmlose Krankheit, an der zudem viele Menschen erkranken, ohne es überhaupt zu bemerken. Andererseits ist die Rötelnimpfung mit gewissen Risiken behaftet (vgl. Beipackzettel zu den Impfstoffen). Eine Rötelninfektion in der Schwangerschaft ist allerdings – vor allem für das Ungeborene – gefährlich. Eine Rötelninfektion in der Schwangerschaft (besonders im ersten Drittel) ist die gefürchtete Ursache der Röteln-embryopathie, die mit Missbildungen wie Augenfehlern, Taubheit, schweren Herzfehlern, geistiger Retardierung einhergehen kann. Vielen ist sicher bekannt, dass die jüngste Tochter der früheren niederländischen Königin Juliane an einer solchen Röteln-embryopathie litt und deswegen schwer behindert ist.

Auch 2005 wurden wieder mehrere Kinder mit schwerster Rötelnembryopathie in Holland geboren. Die ungeimpften Mütter waren ideologisch motivierte Impfgegner. Vor diesem Hintergrund raten mittlerweile sensible Impfbefürworter, bei jungen Frauen vor einer geplanten Schwangerschaft die Rötelntiter bestimmen zu lassen und nur die jungen Frauen zu impfen, bei denen der Rötelntiter niedrig – zu niedrig – ist.

Andere Mediziner schlagen vor, Mädchen erst in der Pubertät gegen Röteln impfen zu lassen und auch nur dann, wenn sie noch keine natürlich erworbenen Antikörper gegen Röteln haben.

Wussten Sie dies?

Angesichts der relativen Ungefährlichkeit der Rötelnerkrankung für Säuglinge und Kleinkinder und des begrenzten Schutzes der Rötelnimpfung wird diese Impfung schon im Säuglings- und Kleinkindalter mittlerweile von immer mehr Fachleuten kritisch hinterfragt.

Auch die Frage, welchen Einfluss Impfungen auf die Säuglingssterblichkeit haben, ist unzureichend erforscht.
Wussten Sie dies?
Amerikanische Kinder erhalten im ersten Lebensjahr beispielsweise 26 Impfungen.
Die Kindersterblichkeit beträgt in den USA mehr als 6 Kinder pro 1000 Lebengeburten. Das ist beim Vergleich der Säuglingssterblichkeit weltweit Platz 34! Vor Beginn der Impfära lagen die USA bei der Säuglingssterblichkeit weltweit noch auf Platz 3.
In Schweden und Japan dagegen werden Kinder im ersten Lebensjahr mit nur 12 Impfungen bedacht. Interessanterweise sterben dort pro 1000 Lebendgeburten weniger als drei Kinder.
Erhöhen Impfungen die Kindersterblichkeitsrate in den Industrieländern?
Industrienationen mit verhältnismäßig hoher Kindersterblichkeitsrate verabreichen ihren Kindern im Durchschnitt mehr Impfungen als Länder mit einer niedrigeren Kindersterblichkeitsrate.
Das erfordert nun dringend weitere Nachforschungen, die klären müssen, ob manche Todesfälle bei Kindern in Zusammenhang mit Impfungen stehen.
1) Könnte es möglich sein, dass manche Nationen **zu viele** Impfungen für ihre Kinder vorschreiben bzw. empfehlen?
2) Könnte es sein, dass die vielen (zu vielen?) Impfungen eine giftige Belastung für deren Gesundheit darstellen?
3) Könnte der so genannte »plötzliche Kindstod« von Impfungen – zu vielen Impfungen? – verursacht sein?

Bevor es die heute üblichen Impfprogramme gab, erschien der so genannte plötzliche Kindstod nicht in den Statistiken der Todesursachen bei Kindern.
In den 1960er-Jahren startete man in den USA mit Impfkampa-

gnen, um die neu auf dem Markt erschienenen Impfungen an den Mann bzw. in das Kind zu bringen.

Zum ersten Mal in der Geschichte der Menschheit erhielten Babys mehrere Dosen mit Mehrfachimpfungen gegen DPT. Kurz darauf (1969) wurde ein neuer medizinischer Fachbegriff definiert und prästentiert: »Sudden infant death« (plötzlicher Kindstod). In den 1989er-Jahren war der plötzliche Kindstod bereits die Haupttodesursache von amerikanischen Babys im Alter zwischen einem und zwölf Monaten.

Mein Rat lautet: **Lassen Sie sich selbst und Ihre Kinder und Enkelkinder nicht zu »Versuchskaninchen« für die Pharmaindustrie machen! Seien Sie maßvoll mit Impfungen.**

1) Lassen Sie sich nicht wie die »Junkies« an den Tropf der Pharmaindustrie hängen!

2) Überlegen Sie genau, ob es sinnvoll ist, schon im dritten Lebensmonat nach dem »Gießkannenprinzip« zu impfen.

3) Informieren Sie sich über die Anzahl und die Wirkungsweise der Impfzusatzstoffe (Adjuvantien).

4) Fragen Sie Ihren Arzt, ob es die von Ihnen gewünschte Impfung auch ohne die problematischen Impfzusatzstoffe Thiomersal (Quecksilberverbindung) und Aluminiumhydroxid (Schwermetall) gibt (hierzu muss man wissen, dass etwa $\frac{1}{3}$ der in Deutschland handelsüblichen Impfstoffe kein Aluminiumhydroxid als Wirksamkeitsverstärker enthält).

5) Vermeiden Sie unnötige – zu häufige – Auffrischimpfungen (z.B. gegen Tetanus und FSME).

6) Tragen Sie stets Ihren Impfpass bei sich (um z.B. im Verletzungsfall eine unnötige Auffrischimpfung gegen Tetanus zu verhindern).

Bei einigen der neueren modernen Vielfachimpfungen gleicht die Rezeptur des Impfstoffes (Antigen und zahlreiche Impfzusatzstoffe) einem chemischen Experimentierkasten, dessen langfristige Auswirkungen auf das Immunsystem nicht ausreichend erforscht sind. Bei Beobachtung der deutschen und US-amerikanischen Impfpolitik fühle ich mich erschreckend an Goethes Zauberlehrling erinnert:

»Die ich rief die Geister, werd᾽ ich nun nicht los«.

(vgl. Bert Ehgartner, Die Akte Aluminium, Steyr 2012, S. 160 f).

Im Gegensatz zu Goethes Zauberlehrling, der das entscheidende Wort, um seinen Zauber wieder rückgängig zu machen, zunächst wusste, dann aber vergessen hat, wussten die heutigen Immunologen nie das entscheidende Zauberwort, um eine durch Impfungen (in sehr seltenen Fällen) verursachte Fehlsteuerung des menschlichen Immunsystems rückgängig zu machen.

Wenn es durch eine Impfung – aus welchen Gründen auch immer – zu einer Fehlsteuerung des menschlichen Immunsystems gekommen ist, können nach heutigem Stand der Schulmedizin deren Folgen nur minimiert, nie jedoch völlig rückgängig gemacht werden.

Wussten Sie dies?

- Es sollte zu denken geben, dass sich in jüngster Vergangenheit Autoimmunerkrankungen wie Rheuma, Multiple Sklerose, Guillain-Barré-Syndrom (auf- und absteigende Lähmungen, s. S. 11) sowie Diabetes Typ I (frühkindliche Zuckerkrankheit), um nur einige wenige zu nennen, geradezu explosionsartig vermehren.

- Es sollte auch zu denken geben, dass die USA seit Beginn der Massenimpfprogramme bei der Säuglingssterblichkeit von ursprünglich (vor der Impfära) Platz 3 weltweit auf nunmehr Platz 34 (!) abgerutscht sind.

- Es sollte zu denken geben, dass es immer mehr demente alte Menschen gibt.

Mit den immer zahlreicher werdenden und immer früher einsetzenden Impfungen hat dies jedoch – angeblich – sicher nichts zu tun. Dies ist »wissenschaftlich erwiesen« – wird zumindest behauptet. Es fragt sich nur, mit welchen Methoden der Wissenschaft dies erwiesen ist. Etwa mit Methoden der Statistik?

Impfkritiker oder Impfskeptiker sollen immer wieder mit dem »Totschlagargument« zum Schweigen gebracht werden, ihre Bedenken gegen die Sicherheit von Impfstoffen und Impfzusatzstoffen seien »nicht wissenschaftlich fundiert«. Bei diesem Argument gilt es jedoch zu bedenken, dass wissenschaftliche Erkenntnisse und die daraus folgenden Handlungsprinzipien sich laufend ändern (vgl. Vorwort zum Impfkompendium von Spiess/Heininger/Jilg, 7. Auflage Stuttgart 2012).

Weil man sich von dem Wunschdenken eines sicheren lebenslangen Immunschutzes durch eine oder zwei Impfungen längst verabschieden musste, hat beispielsweise die STIKO im August 2012 ihre Impfempfehlung für Mumps geändert und eine Auffrischimpfung für Mumps empfohlen, offenbar weil auch die STIKO eingesehen hat, dass der Traum vom lebenslangen Schutz durch **eine** Impfung ausgeträumt ist.

Auch bei der jüngsten sogenannten Masernepidemie in Deutschland, bei der ca. 1000 Jugendliche und junge Erwachsene erkrankten, musste man feststellen, dass viele der Erkrankten 1–2 mal gegen Masern geimpft waren. Da man über die Dauer des Impfschutzes keine sicheren Erkenntnisse hat, erhebt sich die Frage, ob die »Horrorvision« von Herrn Prof. Ehrengut, dass man durch Impfungen womöglich Kinderkrankheiten ins Erwachsenenalter verschiebt, wo sie bekanntlich wesentlich gefährlicher sind als im Kindesalter, mittlerweile Realität geworden ist oder zumindest wird.

Ob man dem durch eine Impfpflicht entgegenwirken kann, wird von vielen Medizinern angezweifelt, da es Menschen gibt, die auf Impfungen nicht mit der Entwicklung von Antikörpern reagieren (sog. »Non-responder«) und zudem eine Impfpflicht in Deutschland angesichts des modernen Massentourismus nicht verhindern könnte, dass immer wieder Masernviren aus dem Ausland eingeschleppt werden.

Hinzu kommt noch ein weiterer Aspekt – auf den noch genauer einzugehen sein wird:

Viren verändern sich ständig, was den Impfpraktiker Dr. Harald von Zimmermann immer wieder zu der humorvollen Äußerung veranlasste, dass das dümmste Virus klüger sei als der intelligenteste Virologe.

Denken Sie im Zusammenhang mit Impfungen immer wieder an die Worte des erfahrenen und humorvollen Kinderarztes Dr. Harald von Zimmermann:»In der Impfpolitik glauben viele zu wissen, wissen jedoch nicht, dass sie nur glauben«.

Die Wissensdefizite über die Wirkungsweise des menschlichen Immunsystems, die Wirkungsweise und die Langzeitfolgen von Impfungen sind noch immer groß.

Selbst Prof. S. Dittmann, der als Mitglied der STIKO sicher nicht dem Verdacht ausgesetzt ist, Impfgegner zu sein, führt schon im Bundesgesundheitsblatt 4/2002 wortdeutlich aus, »… unser gegenwärtiges Wissen um Impfkomplikationen ist teilweise unvollständig«.

Im Impfkompendium von Spiess, das nun in Zusammenarbeit mit Prof. Ulrich Heininger bearbeitet wird, werden diese Wissensdefizite von Auflage zu Auflage deutlicher erkennbar. Es wird angesichts vorerwähnter Wissensdefizite von Auflage zu Auflage immer häufiger der Konjunktiv (Möglichkeitsform) verwendet.

Weil dies so ist, sollte man sich bei auftretendem Impfschadensverdacht **sorgfältig** mit den möglichen Ursachen der plötzlich auftretenden Beschwerden befassen, statt sich mit bloßen Mutmaßungen zu begnügen, was »am ehesten« Ursache der Schmerzen oder sonstigen Beschwerden sein könnte.

Besonders engagierte Impfbefürworter legen großen Wert darauf, dass Nebenwirkungen von Impfungen »wissenschaftlich« bewiesen sein müssen.

Doch mit welcher Wissenschaft?

Jeder Mediziner weiß oder sollte zumindest wissen, dass die Lehren der Medizin in Impfsachen teilweise Hypothesen sind, also Glauben, Annahmen und vielleicht auch Hoffnungen begründen.

Dies räumen auch erfahrene und sensible Impfbefürworter wie z.B. Professor Wolfgang Jilg ein. In seinem Kompendium zum aktiven und passiven Impfschutz führt er z.B. aus: »Obwohl niemals kontrollierte Studien durchgeführt wurden, besteht kein Zweifel an der Wirksamkeit der Diphterie-Vakzine«.

»Die Schutzdauer nach Grundimmunisierung wird mit wenigstens 10 Jahren **angenommen**«. (Wolfgang Jilg, Schutzimpfungen, Kompendium zum aktiven und passiven Impfschutz, 2. überarbeitete Auflage 2000, ecomed Verlagsgesellschaft mbH & Co.KG, Landsberg/Lech, S. 46/47).

»Die Wirkungsweise der Ganzkeimvakzine (gegen Pertussis) ist nicht geklärt … Dennoch kann an der Wirksamkeit der heute gebräuchlichen Ganzkeimvakzine nicht gezweifelt werden«.

»Die Dauer des Impfschutzes nach Grundimmunisierung ist nicht genau bekannt«.

»Berichte über symptomatische Infektionen bis hin zum Vollbild des Keuchhustens bei im Kleinkindesalter geimpften älteren Kindern und Erwachsenen lassen vermuten, dass die Schutzdauer in Einzelfällen nur einige Jahre beträgt«.

(vgl. Wolfgang Jilg, Schutzimpfungen, Kompendium zum aktiven und passiven Impfschutz, 2. überarbeitete Auflage 2000, ecomed Verlagsgesellschaft mbH & Co.KG, Landsberg/Lech, S. 50/51).

Im Impfkompendium von Spiess und Heininger ist auf S. 15 zu den Adjuvantien (Impfzusatzstoffe; Wirksamkeitsverstärker) ausgeführt:

»Nichtvermehrungsfähige Impfstoffe sind in der Regel nur schwach immunogen.

Um überhaupt eine befriedigende Impfantwort zu erzielen, müssen Verstärkerstoffe (Adjuvantien) zugesetzt werden.

In Forschungslaboratorien sind inzwischen zahlreiche, sehr effiziente Verstärkerstoffe bekannt.

Nach wie vor sind aber Aluminiumsalze die am häufigsten verwendeten Adjuvantien.

Durch Präparation des Antigens mit Aluminium entstehen sogenannte Adsorbatimpfstoffe ...

Die Wirkungsweise von Adjuvantien ist komplex und bisher noch nicht in allen Einzelheiten bekannt ...«

(vgl. Heinz Spiess und Ulrich Heininger, Impfkompendium, 6. vollständig überarbeitete und erweiterte Auflage, S. 15).

Die Lehre der Medizin ist also in Impfsachen selbst nach Meinung von angesehenen Impfbefürwortern nicht rein wissenschaftlich zu sehen.

Mit epidemiologischen Studien soll immer wieder nachgewiesen werden, dass moderne Impfstoffe keine – zumindest keine schweren – Impfschäden verursachen.

Aber epidemiologische Studien **allein** helfen in Impfschadensverdachtsfällen aus verschiedenen Gründen bei der Kausalitätsbeurteilung nicht weiter.

Der lange Jahre stellvertretende Vorsitzende der STIKO, Prof. S. Dittmann, hat die Meinung vertreten, dass Kasuistiken (Einzelfallberichte) über Schäden nach Schutzimpfungen lediglich ein Zusammentreffen von zwei rein zufälligen Ereignissen dokumentieren.

Dieser Sicht der Dinge ist das zuständige Bundesministerium für Arbeit und Sozialordnung jedoch entschieden entgegengetreten.

Im Fall Kolba, in dem zwischen einer Otitis (Ohrenentzündung) und einer DPT-Schutzimpfung ein zu kurzer Intervall der Rekonvaleszenz vorlag und das Kind anschließend an einem Anfallsleiden erkrankte, hat der Richter des Sozialgerichts Darmstadt das Bundesministerium für Arbeit und Sozialordnung gebeten (Az. VI a 5 – 55 478 – 3 Kolba), eine Stellungnahme zur Kausalitätsbeurteilung abzugeben.

In dieser Stellungnahme heißt es:

»… dass ohne kasuistische Mitteilungen in der medizinischen Wissenschaft wichtige Informationen über mögliche Kausalzusammenhänge verloren gehen würden«.

Weiter heißt es: »… andererseits sind epidemiologische Studien **allein** insbesondere im Hinblick auf die **Seltenheit von Impfschäden** schon aus methodischen Gründen nicht geeignet, begutachtensrelevante Aussagen zur Kausalität im Einzelfall zu treffen.

Allein aufgrund epidemiologischer Studien von einer medizinisch-wissenschaftlichen Lehrmeinung im Hinblick auf eine nicht bestehende Kausalbeziehung zu sprechen, ist mithin nicht korrekt.«

Im vorliegenden Fall sprach nach Meinung des Ministeriums

mehr für als gegen einen ursächlichen Zusammenhang mit dem nach der 3. DPT-Impfung aufgetretenen Lennox-Syndrom. Den gutachterlichen Äußerungen des Epileptologen Prof. Doose und Prof. Ehrengut wurde zugestimmt (SG Darmstadt AZ S-5/Vi-1170/96).

Auch der irische High Court in Dublin hat ein wichtiges Exempel in dieser Hinsicht abgegeben, als er im Streit Best/Wellcome einer Einzelperson die Möglichkeit gab, Produktionsunterlagen des Pertussis-Vakzine-Herstellers zu sichten. Nur durch diese gerichtliche Anordnung war es möglich, in einem Einzelfall den wahren Grund der Impfkomplikation, den 8-fach erhöhten Keimgehalt der Vakzine, zu ermitteln.

Aus der Sicht eines Gerichtsgutachters ist die Situation des Antragstellers in einem Verfahren wegen Impfschadensanerkennung in Deutschland befriedigender als in den USA, denn in der BRD kann im Falle der Ablehnung des Impfschadensanerkennungsantrags durch das Versorgungsamt ohne weiteres – grundsätzlich kostenlos – eine Klage auf Impfschadensanerkennung und Versorgung beim Sozialgericht erhoben werden (vgl. Ehrengut, Wolfgang, Erfahrungen eines Gutachters über Impfschäden in der Bundesrepublik Deutschland von 1955–2004, Books on Demand GmbH, Norderstedt 2004, S. 34).

Für die Entscheidung für oder gegen eine bestimmte Impfung und die Wahl des optimalen Impfzeitpunktes und auch des optimalen Impfstoffes ist sicher auch die Wirksamkeit der Impfstoffe von großer Bedeutung.

Impfungen wirken – das erkennt man schon an den Nebenwirkungen.

Aber:

- **Schützen Impfungen auch?**
- **Schützen Impfungen sicher?**

- Wenn ja, wie lange und
- wie sicher schützen Impfungen?

Hierzu existiert wenig gesichertes Wissen, wie selbst engagierte Impfbefürworter wie Professor Wolfgang Jilg und Professor S. Dittmann wortdeutlich zugeben.

Die Impfmedizin verhält sich wie manche Teile der Kirche: Die dogmatische Starre verhindert, dass Obsoletes erkannt und aufgegeben werden kann.

Die Lösung liegt beim autonomen Patienten, der sich nicht von einer Versicherungsmentalität oder einer Mitnahmementalität leiten lässt, sondern der sich eigenverantwortlich informiert und bereit ist, Mitverantwortung für seine eigene Gesundheit und die seiner Kinder und Enkel zu tragen.

Ich erlebe immer wieder junge Eltern, die den Standpunkt vertreten, wenn die Krankenkasse eine bestimmte Impfung bezahle, müsse man von dieser Impfmöglichkeit auch Gebrauch machen (Mitnahmementalität).

Aber: Muss man dies wirklich?

Beim Impfen wird immer noch sehr viel – zu viel? – mit Glauben statt mit gesichertem Wissen gearbeitet. Dass dies so ist, zeigt das Beispiel der Pneumokokken-Impfung (PPV 23), die von der STIKO lange Zeit für alle Patienten im Alter ab 60 Jahren empfohlen wurde. Eine von der WHO finanzierte Aufarbeitung aller verfügbaren Evidenz durch Matthias Egger und sein Team vom Institut für Sozial- und Präventionsmedizin der Universität Bern ergab, dass die Pneumokokken-Impfung keinen ersichtlichen Nutzen hat. Weder kann sie die Zahl der Lungenentzündungen senken noch verringert sie das Sterberisiko der Geimpften.

Wenn man bedenkt, dass vorerwähnte Impfung mehr als 60 Jahre zum Einsatz kam, ist dies eine relativ späte Erkenntnis.

Pneumokokken sind Bakterien, von denen inzwischen 91 Untergruppen, sogenannte Serotypen, bekannt sind. Meist findet man sie bei mindestens 50 % der Bevölkerung unter anderem in der Mundschleimhaut, wobei die meisten Menschen deswegen nicht erkranken. Nur bei einer Schwächung der Abwehrlage können die Erreger einen Infekt hervorrufen.

Bei den vorliegenden Studien zur Langzeitbeurteilung der Wirksamkeit fällt auf, dass sich zwar der Anteil an Pneumokokkeninfekten der Stämme, gegen die geimpft wird, um etwa ein Drittel vermindert, die Gesamthäufigkeit der jeweiligen Erkrankungen, wie z. B. Lungenentzündungen, aber unverändert bleibt.

Das ist vor allem auf das sogenannte »Serotype-Replacement« zurückzuführen; das heißt andere Pneumokokkenstämme verändern sich und ihre Fähigkeit, Krankheiten hervorzurufen. Diese anderen Pneumokokkenstämme nehmen dann den Platz derjenigen Stämme ein, gegen die geimpft wurde. Daran wird wohl auch die Einführung einer 13-fach-Impfung nichts Wesentliches ändern können! Der Anpassungsvorgang der Bakterien wird unverändert weiter ablaufen.

(vgl. Ulrich Koch, Impfen im Kindes- und Erwachsenenalter. Ein kritischer Ratgeber, überarbeitete und erweiterte Auflage Essen 2009, S. 57/58, Hirte a. a. O., 17. Auflage 2012, S. 238 ff.).

Dass beim Impfen sehr viel mit Glauben statt mit gesichertem Wissen gearbeitet wird, zeigt auch das Beispiel der FSME-Panik in der Schweiz und in Österreich.

Die Impfstoffe gegen FSME enthalten Aluminiumhydroxid, Formaldehyd, Gentamycin und Neomycin (Antibiotika, etc.). Encepur enthält als Stabilisator Sucrose, FSME-Immun- und Humanalbumin. Die Reaktionen auf diese Impfstoffe reichen von Lokalreaktionen bis hin zu schweren neurologischen Komplikationen. Selbst das Bundesamt für Gesundheit (BAG) in der Schweiz gibt zu, dass zwar eine Beurteilung der kausalen Zusammenhänge schwierig sei, »aber in Einzelfällen als gegeben erachtet« werden muss ...

Allerdings schreibt das BAG dazu: »Randomisierte placebokontrollierte Studien zur Wirksamkeit der FSME-Impfung liegen keine vor«.

Wussten Sie dies?

Randomisierte placebokontrollierte Studien (sog. »Doppelblindstudien«) sind Studien, bei denen weder die Studienleiter noch die Studienteilnehmer wissen, wer welches Medikament erhielt und bei der eine Kontrollgruppe statt des Medikaments nur eine reine Kochsalzlösung erhielt.

Solche »Doppelblindstudien« gibt es meines Wissens auch in Deutschland für keinen einzigen Impfstoff.

Es würde mich aufrichtig freuen, wenn ich mich mit dieser Aussage irren würde; aber ich fürchte, diese Aussage ist richtig.

Sollte es in Deutschland tatsächlich randomisierte Doppelblindstudien zur Wirksamkeit von Impfstoffen und zum Risikopotential der Impfzusatzstoffe geben, wäre ich für einen Hinweis darauf dankbar.

Bei den in Deutschland zum Beweis der Ungefährlichkeit moderner Impfstoffe und deren Impfzusatzstoffen durchgeführten Studien erhielt meines Wissens ein Teil der Studienteilnehmer den Impfstoff (Antigen und Zusatzstoffe) und der andere Teil der Studienteilnehmer nur eine Trägersubstanz, kombiniert mit Impfzusatzstoffen.

Mit dieser Methode kann natürlich das Risikopotential der Impfzusatzstoffe und die Wirksamkeit der Impfstoffe nicht sicher beurteilt werden.

Auch zur Wirksamkeit von Impfungen gibt es nur unzureichende Studien.

Als »individuellen Hinweis« für die Wirksamkeit der Impfung erachtet man z.B. die österreichischen FSME-Zahlen der letzten Jahre.

In Österreich ist angeblich die Zahl Frühsommermeningitis (FSME) von 300 bis 700 Fällen pro Jahr durch ein breites Impfprogramm auf unter 50 Fälle reduziert worden. Diese Zahlen stimmen aber nicht bzw. beruhen auf **Schätzungen**, welche auf unzureichenden Grundlagen beruhen – wie AEGIS-Schweiz ermittelt hat!

Nach entsprechender Rückfrage von AEGIS Schweiz bei der Bundesanstalt für Statistik in Wien erscheinen plötzlich ganz andere Zahlen, als in der offiziellen Grafik über die angeblichen Erfolge der FSME-Impfung veröffentlicht wurden.

So teilte man dort AEGIS Schweiz mit, dass erst seit 1970 die Erkrankungszahlen an FSME elektronisch erfasst werden. Alle Angaben vor 1970 seien nur Schätzungen. Mit Schätzungen kann und darf man jedoch keine Gleichungen erstellen.

Wer vorher viel schätzt, kann nachfolgend natürlich auch viel »schützen« – wie von vielen Impfskeptikern betont wird.

Im Klartext bedeutet dies also nichts anderes, als dass Professor Christian Kunz, der Entwickler des FSME-Impfstoffes, zu Beginn seiner Arbeiten gar nicht wusste, wie viele Erkrankungsfälle es eigentlich durch FSME gibt.

Aber es kommt noch schlimmer:

Erst seit 1979 werden die FSME-Fälle in Österreich separat erfasst. Vorher liefen FSME-Encephalitiden mit anderen Meningoencephalitiden zusammen, d.h. sie wurden mit Masern und Herpes sowie mit nicht differenzierten Fällen »in cinen Topf« geworfen« (vgl. AEGIS Impuls, Nr. 26, 2. Quartal 2006 S. 9/10 mit weiteren Nachweisen).

Auch hinsichtlich der Wirksamkeit der Masern-Impfung und

des Langzeitschutzes durch die Masernimpfung gibt es erhebliche Wissensdefizite:

Im Allgemeinen wird die Masern-Impfung bei sachgerechter Handhabung als gut wirksam beurteilt.

- Allerdings wird allgemein anerkannt, dass es keine hinreichend validen Untersuchungsergebnisse zur Dauer des Impfschutzes gibt und dass die
- Immunreaktion bei der Impfung gegenüber der natürlichen Masernerkrankung qualitativ und quantitativ minderwertig ist.

Das heißt im Klartext:

- **Die Wirkung der Masernimpfung ist zeitlich begrenzt.**
- **Man weiß allerdings nicht genau, wie begrenzt die Wirkungsweise ist.**
- **Eine Masernerkrankung bietet jedoch generell lebenslangen Schutz.**

Wussten Sie dies?

Nach Meinung angesehener Impffachleute ist zur richtigen Einschätzung der Impfwirksamkeit in epidemiologischer Hinsicht weder die Antikörperbestimmung noch die kontrollierte klinische Studie relevant, sondern einzig die **Feldstudie**.

Eine Feldstudie ist eine systematische Beobachtung unter natürlichen Bedingungen, also außerhalb des beobachteten Objekts.

Sie kann rein beobachtend und beschreibend sein, sie kann dazu dienen, im Labor gewonnene Resultate zu überprüfen und/oder kombiniert sein mit manipulativen Experimentreihen. Eine solche Feldstudie gibt es jedoch meines Wissens zur Masernimpfung nicht.

Seit Einführung der Durchimpfkampagnen wurden in Ländern

mit hoher Durchimpfung Dutzende von Masernausbrüchen bei fast vollständig durchgeimpften Populationen gemeldet.

In verschiedenen Ländern traten die Masern nach jahrelanger Elimination wieder auf und erwiesen sich dabei als gefährlicher als vor der Impfkampagne, weil die infizierten Personen mangels früherem natürlichem Kontakt mit dem Masernvirus überhaupt keine natürlichen Abwehrkräfte gegen Masern hatten.

Diese Situation entspricht der gut bekannten und seit über 150 Jahren dokumentierten Gefährlichkeit der Masern bei Ausbrüchen in bisher unberührten Gebieten.

Vor diesem Hintergrund kann deshalb die Nachhaltigkeit der derzeitigen Elimination der Masern etwa in Finnland noch nicht beurteilt werden.

Untersuchungen bei Masernausbrüchen in den verschiedensten Ländern meldeten eine Wirksamkeit der Impfung gegen Masern von bestenfalls 95 %, jedoch keinen 100 %igen Impfschutz.

Für die Überprüfung der effektiven protektiven (schützenden) Wirkung der Masern-Impfung beispielhaft gilt die Studie von Chen:

Chen konnte bei einem Masernausbruch in Boston in einer durchgeimpften Studentengruppe, bei welcher unmittelbar zuvor bei einer Blutspendeaktion Blutproben entnommen worden waren, die Serokonversionen und Antikörpertiter genau verfolgen. Dabei wurde erkennbar, dass mindestens 10 % der Geimpften trotz nachgewiesener Antikörper an Masern erkrankten. Schon banale Erkrankungen wie Schnupfen zum Impfzeitpunkt konnten die Wirksamkeit der Impfung blockieren (vgl. Gesundheitsförderung – eine neue Zeitforderung, hrsg. von Peter Heusser, Peter Lang Verlag Bern Berlin Brüssel, Frankfurt, 2002, S. 136 mit weiteren Nachweisen).

Professor Wolfgang Ehrengut, Dr. Harald von Zimmermann

und selbst Professor Heinz-J. Schmitt, der langjährige Vorsitzende der STIKO, wiesen und weisen immer wieder warnend darauf hin, dass durch Impfungen frühere Kinderkrankheiten ins Jugend- oder Erwachsenenalter gedrängt werden können (wenn der Impfschutz nicht rechtzeitig durch Auffrischimpfungen oder natürliche »Boosterung« verbessert wird), wo sie weitaus gefährlicher sind als im ersten Lebensjahrzehnt (vgl. Ehrengut, Impffibel, 2. Auflage 1966, S. 229; Heinz – J. Schmitt, Hg., Impfungen für Kinder, 1. Aufl. 2000, S. 28).

Bedenkt man dann noch, dass Masernimpfungen nur einen zeitlich begrenzten Schutz bieten, wobei lediglich ungesichert ist, wie lange der Schutz wirkt, sollte man sich die Impfentscheidung sehr sorgfältig und verantwortungsbewusst – auch in Bezug auf Langzeitwirkungen der Impfungen für die nächste und übernächste Generation – überlegen.

Sie sollten sich bei der Impfentscheidung Folgendes ganz bewusst vor Augen führen:

Eine Impfung ist nicht wie eine Hagelversicherung zu betrachten, die man schlimmstenfalls umsonst bezahlt hat, wenn kein Hagel auftritt. Eine Impfung ist ein bewusster Eingriff in das Immunsystem, das selbst nach Meinung vieler Impfbefürworter noch unzureichend erforscht ist. Diese Erkenntnis ist der größte gemeinsame Nenner, auf den sich Impfgegner und Impfbefürworter einigen können.

Jedes Medikament, das Wirkungen hat, hat auch Wirkungen, die wir nicht wollen.

Dies gilt auch für Impfungen.

Herr Professor Ehrengut wurde nicht müde, vorerwähnten Aspekt zu betonen.

Er fügte noch hinzu:

»Wenn jemand behauptet, ein Medikament habe keine Nebenwirkungen, dann behaupte ich: Dieses Medikament hat auch keine Hauptwirkungen. Dies gilt auch für Impfungen«.

Wegen dieser Äußerung wurde Herr Professor Ehrengut in einem Impfschadensprozess sogar wegen Besorgnis der Befangenheit – allerdings erfolglos – abgelehnt.

Mittlerweile konzediert jedoch sogar das Robert-Koch-Institut in Berlin in seinem Internetauftritt die Richtigkeit dieser Beurteilung des Risikopotentials von Impfstoffen.

Machen Sie sich daher frei vom menschlichen Machbarkeitswahn, der spätestens seit dem Reaktorunglück im hochtechnisierten Japan als das entlarvt wurde, was er ist: Wahn!

Seien Sie bereit, Mitverantwortung für die eigene Gesundheit sowie die Ihrer Kinder und Enkel zu tragen.

Stärken Sie Ihr körpereigenes Immunsystem! Hierzu gibt es vielfältige Möglichkeiten.

- Tragen Sie z.B. dazu bei, dass der von der Natur weise so vorgesehene »mütterliche Nestschutz« möglichst lange (auch für die nächste Generation!) erhalten bleibt.

- Informieren Sie sich vor einer Impfung über die in dem Impfstoff enthaltenen Impfzusatzstoffe und insbesondere Wirksamkeitsverstärker.

- Seit der »Zweiklassenmedizin« bei der Schweinegrippeimpfung ist das Thema »Wirksamkeitsverstärker« (Aluminiumhydroxid) plötzlich ins Bewusstsein breiter Bevölkerungsschichten gedrungen.

Bei der Schweinegrippeimpfung wurde bekanntlich in Deutschland für teures Geld ein Impfstoff mit dem »Wirksamkeitsverstärker« Aluminiumhydroxid für die breite Bevölkerung gekauft und bevorratet, während für Mitglieder der Bundeswehr, des Bundestages und andere hochgestellte Persönlichkeiten ein Impfstoff ohne den »Wirksamkeitsverstärker« Aluminiumhydroxid gekauft wurde.

Der Einsatz dieses Wirksamkeitsverstärkers Aluminiumhydroxid ist auch unter Impfexperten sehr umstritten.

Professor Ehrengut warnte schon vor zwei Jahrzehnten vor dem allzu sorglosen Umgang mit Impfzusatzstoffen (z.B. Thiomersal, das eine Quecksilberverbindung ist und Aluminiumhydroxid, das als Wirksamkeitsverstärker von Impfstoffen verwendet wird) und wies auf bestehende Forschungsdefizite hin.

Diese warnenden Hinweise des erfahrenen und sensiblen Impfpraktikers und Wissenschaftlers fanden jedoch leider in Fachkreisen nicht die Reaktionen, die sie verdient hätten.

In der allgemeinen Impfeuphorie stellte man vielmehr Herrn Professor Ehrengut, ohne auf seine Warnhinweise in der gebotenen Weise einzugehen, in die Ecke »Impfgegner«, in die dieser kluge Impfpraktiker und Wissenschaftler mit 50-jähriger Erfahrung bei der Begutachtung von Impfschadensverdachtsfällen sicher nicht gehörte.

Quecksilber hatte als Bestandteil von Impfungen zumindest den Vorteil, dass man wusste, wie es wirkt: Es sollte aufgrund seiner Giftigkeit den Impfstoff konservieren und möglichen »Besiedlern« (z.B. Pilzen oder Bakterien) sozusagen »den Appetit verderben«.

Bei einem anderen metallischen Inhaltsstoff von Impfungen, dem Aluminiumhydroxid, der immerhin in ca. zwei Dritteln aller derzeit in Deutschland verwendeten Impfungen enthalten ist, kann hingegen kaum jemand einigermaßen genau sagen, wie er genau wirkt. Man weiß nur sicher, dass der ganze Impfstoff nicht funktionieren würde, wenn kein Aluminium in dem Impfstoff enthalten wäre. Charles Janaway jr., Immunologe der Yale University in New Haven, bezeichnete Aluminium deswegen als »dirty little secret« – als schmutziges kleines Geheimnis – der Immunologen.

Die Verwendung von Aluminiumverbindungen als Hilfsstoffe in Impfstoffen hat eine ähnlich lange Tradition wie jene von Quecksilber. Aluminium wird Impfstoffen schon seit etwa 90 Jahren in dem Glauben beigefügt, es rege den Körper zur Produktion krankheitsbekämpfender Antikörper an.

Allerdings ist das Aluminium ein Gift, und zahlreiche handelsübliche Impfstoffe wie Pneumonie-, Tetanus- und HPV-Impfungen enthalten davon große Mengen.

Bereits 1931 publizierte Alexander Thomas Glenny seine Entdeckung eines an Aluminium gebundenen Impfstoffes.

Trotz dieser enorm langen Anwendungserfahrung ist das Verständnis der Wirkmechanismen der Aluminiumsalze bis heute immer noch unzureichend geklärt (vgl. Ehgartner, Die Akte Aluminium, Steyr 2012, S. 87 ff).

Erst 2006 erschien beispielsweise eine Übersichtsarbeit des schottischen Immunologen James M. Brewer mit dem programmatischen Titel: »(Wie) funktionieren Aluminium-Adjuvantien?« Brewer drückt darin seine Verwunderung darüber aus, dass trotz einer mehr als 70-jährigen Anwendungsgeschichte so wenig Wissen über die physikalisch-chemischen Interaktionen zwischen Aluminium und dem Impfstoffantigen besteht und auch die genaue biologische Wirkungsweise der Aluminiumsalze im Organismus bislang kaum studiert wurde. Sicher ist nur, dass Aluminium die spezifische Immunantwort gegen die Antigene des Impfstoffes verstärkt.

Das funktioniert über mehrere Mechanismen: Einerseits wird durch die Bindung des Antigens an den Hilfsstoff eine verlangsamte Freisetzung und damit ein Depoteffekt erzielt. Damit kommen mehr Zellen des Immunsystems mit dem Wirkstoff in Kontakt und es erfolgt eine bessere Immunantwort mit einer breiteren Streuung auf Makrophagen, dendritische Zellen und Lymphozyten.

Eine der wichtigsten Anforderungen an einen Hilfsstoff ist, dass er die Immunantwort auf die Wirkstoffe in der Impfung fördert, aber gleichzeitig keine eigene Immunreaktion gegen sich selbst hervorruft.

Adjuvantien (wie z.B. Aluminiumhydroxid) sollen sich dann »nach getaner Arbeit« im Organismus wieder abbauen und ohne negative Folgen ausscheiden lassen.

So weit die Theorie.

Doch in der Praxis funktioniert dies nicht immer. Durch verschiedene Impfungen (z.B. Impfung gegen Hepatitis A und B, Tetanus, FSME etc.), die als Trägerstoff Aluminiumhydroxid enthalten, gelangen Nanokristalle an Aluminium durch intramuskuläres Spritzen in den Oberarmmuskel. Von dort aus breitet es sich im Muskel- und Nervengewebe aus und gelangt unter ungünstigen Umständen unter anderem auch ins Gehirn.

Die Immunologen streben an, dass Aluminiumhydroxid vom menschlichen Körper zügig wieder ausgeschieden wird. Leider gelingt dies in vielen Fällen nicht. Wie Prof. Ghérardi in Frankreich nachweisen konnte, können manche Menschen mit einem bestimmten Protein – Monozyt Attracant Protein Typ 1 – die Kristalle nicht wieder ausscheiden.

Was passiert dann? Die Fresszellen (Makrophagen) sind alarmiert, da sie einen Fremdstoff im System signalisiert bekommen.

Um diesen toxischen Stoff zu bekämpfen, schließen sie die einfließenden Nanokristalle von Aluminium ein. Leider können diese dadurch nicht eliminiert oder aufgelöst werden. Die mit dem Aluminiumkristall angereicherten Fresszellen bleiben im Muskelgewebe, in Organen und im Gehirn verteilt liegen. Das Immunsystem bleibt dauerhaft alarmiert, da es stetig versucht, diesen Fremdstoff zu bekämpfen. Dies führt sowohl zu den oben genannten Schmerzen, Missempfindungen als auch zu Schwäche und Erschöpfung.

Die Forschungsdefizite in Bezug auf den Impfzusatzstoff Aluminiumhydroxid und sonstige Aluminiumverbindungen sind gewaltig:

»Aluminium wirkt toxisch«, warnt zudem der Gesundheitsexperte Dr. Russell Blaylock.

Er beanstandet:»Überzeugende Untersuchungen haben gezeigt, dass Aluminium selbst in geringen Konzentrationen als kumulativ wirkendes Nervengift wirkt«.

Aluminium hat die Tendenz, sich im Hippocampus zu konzentrieren, einem Gehirnbereich, der wichtig für unverzichtbare Funktionen wie Lernfähigkeit, Gedächtnis und Verhalten ist.

Von den immer zahlreicher werdenden Impfstoffen, die wir Kindern verabreichen, enthalten allerdings nur einige Aluminium, dessen Ungefährlichkeit nicht durch randomisierte Doppelblindstudien nachgewiesen ist. Grundanforderung an solche notwendigen Sicherheitsstudien ist immer ein doppelblinder Vergleich mit einem echten Placebo (Scheinmedikament). Das heißt, einer Testgruppe wird entweder der Zusatzstoff in einer Konzentration injiziert, die einem Impfstoff entspricht, und die andere Gruppe erhält eine physiologische Kochsalzlösung. Weder die Testpersonen noch das Studienpersonal darf wissen, was jeweils eingeimpft wurde, um bewusste oder unbewusste Verzerrungen auszuschließen.

Solange die Ungefährlichkeit des »Wirksamkeitsverstärkers« Aluminiumhydroxid nicht durch randomisierte Doppelblindstudien nachgewiesen ist, was bis heute nicht der Fall ist, würde ich mich selbst, meine Kinder und Enkelkinder nicht mit einem Impfstoff impfen lassen, der Aluminiumhydroxid enthält.

Da der Wirksamkeitsverstärker Aluminiumhydroxid nicht in allen Impfstoffen enthalten ist, sollten Sie sich vor einer Impfung nach einer Impfstoffvariante ohne diesen Wirksamkeitsverstärker erkundigen.

- Sicher nicht ohne Grund war der für die Schweinegrippeimpfung in Deutschland vorgesehene Impfstoff mit dem Wirksamkeitsverstärker Aluminiumhydroxid meines Wissens in den USA nicht zugelassen.

- Sicher nicht ohne Grund wurde der Schweinegrippeimpfstoff mit dem Wirksamkeitsverstärker Aluminiumhydroxid nicht für hochgestellte Persönlichkeiten wie die Bundestagsabgeordneten, das Parlament und die Bundeswehrangehörigen vorgesehen.

- Sicher nicht ohne Grund hat man in Österreich – mit einer Ärztin als Gesundheitsministerin – einen Schweinegrippeimpfstoff ohne den Wirksamkeitsverstärker Aluminiumhydroxid gekauft und verimpft.

- Sicher nicht ohne Grund entwickelten damals zur allgemeinen Erheiterung informierte Deutsche einen regelrechten Impftourismus nach Österreich, um sich dort mit dem Schweinegrippeimpfstoff ohne den Wirksamkeitsverstärker Aluminiumhydroxid impfen zu lassen.

Ich frage mich, ob es zu rechtfertigen ist, dass man normale gesunde Säuglinge und Kleinkinder einer Gefahr durch Impfzusatzstoffe aussetzt, deren Ungefährlichkeit nicht durch randomisierte Doppelblindstudien nachgewiesen ist.

Auch bei Erwachsenen ist der Einsatz aluminiumhaltiger Impfstoffe genau zu überlegen. Bei älteren Menschen findet man oft eine Aluminiumanreicherung im Körper. Mit zunehmendem Alter erhöht sich die Zahl der entzündlichen Prozesse im Gehirn, wobei das Aluminium diese Entzündungen verstärken und beschleunigen könnte. Letzten Endes sorgt die Aluminiumanreicherung dafür, dass das Gehirn schneller altert.

Von den handelsüblichen Impfstoffen enthalten ⅔ Aluminium: Die genauen Mengen können Sie der Packungsbeilage des jeweiligen Impfstoffs entnehmen.

Durch Aluminium in Impfstoffen könnte man einer ganzen Reihe neurologischer Störungen wie Alzheimer, Parkinson oder ALS (amyotrophe Lateralsklerose) Tür und Tor öffnen, warnt der angesehene Neurochirurg Dr. Russell Blaylock immer wieder. Doch diese Warnungen will niemand hören.

Im vergangenen Jahrzehnt mehrte sich die Anzahl der verantwortungsbewussten und sensiblen Impfbefürworter immer stärker. Beispielsweise mahnt auch die angesehene US-Medizinerin Diana Harper, Leiterin der Forschungsabteilung der Universität Kansas City in Missouri, eklatante Forschungsdefizite in Bezug auf aluminiumhaltige Impfzusatzstoffe an. Sie betonte in einem Interview mit dem Medizinjournalisten Bert Ehgartner, um diese Forschungsdefizite zu schließen, sei nicht nur eine Studie nötig, sondern die Arbeit einer ganzen Generation von Wissenschaftlern.

Dr. Russell Blaylock warnt:

»Jahrelang haben wir alle die Gefahren von Aluminium in Impfstoffen übersehen und uns auf das Quecksilber konzentriert, vor allem, wenn es um den Autismus ging«. Nach Ansicht von Dr. Blaylock hat die Anzahl neurologischer Störungen wie Alzheimer, ALS, Multiple Sklerose oder Parkinson explosionsartig zugenommen.

Das kann nach Meinung von Dr. Russell Blaylock nicht nur mit der älter werdenden Bevölkerung erklärt werden; das ist nach seiner Überzeugung eine Folge von Toxinen wie Aluminium in Impfstoffen.

Ob diese Überzeugung richtig oder falsch ist, kann und will ich als Juristin nicht beurteilen. Solange jedoch die Ungefährlichkeit von Aluminiumhydroxid nicht durch randomisierte Doppelblindstudien nachgewiesen ist, würde ich zur Vorsicht raten.

Nach dieser schlechten Nachricht nun die gute Nachricht: Etwa ⅓ der handelsüblichen Impfstoffe enthält kein Aluminiumhydroxid oder sonstige Aluminiumverbindungen.

Diese Impfstoffe sollten ganz gezielt von Patienten nachgefragt und zumindest für Auffrischimpfungen verwendet werden.

Mein Rat kann daher nicht oft genug wiederholt werden:

1) **Übernehmen Sie Mitverantwortung für Ihre Gesundheit.**
2) **Lassen Sie sich vor der Impfung vom Arzt schriftlich bestätigen, dass Sie bzw. Ihr Kind gesund und impffähig sind.**
3) **Fragen Sie Ihren Arzt ganz gezielt nach Impfrisiken und alternativen Impfstoffen, die diese Risiken nicht enthalten.**
4) **Beobachten Sie sich und Ihre Kinder nach Impfungen sorgfältig, ob Sie – eventuell zunächst noch diskrete – Unverträglichkeitsreaktionen nach Impfungen feststellen können.**
5) **Lassen Sie sich nicht schon kurz nach der Markteinführung neuer Impfstoffe mit diesen impfen, sondern greifen Sie zurück auf jahrelang bewährte »alte« Impfstoffe!**
6) **Stoppen Sie die Impfserie, wenn nach einer Impfung – wenn auch nur diskrete – Unverträglichkeitsreaktionen aufgetreten sind.**

Ich vertrat in einem Impfschadensprozess beispielsweise ein kleines Mädchen, welches kurz nach den Impfungen mehrfach heftige Neurodermitis-Schübe zeigte.

Trotzdem wurde sie in das von der STIKO empfohlene Impfschema »hineingepresst«. Heute leidet dieses kleine Mädchen unter einem schweren Hirnkrampfleiden, welches zwar als Impfschaden anerkannt und wirtschaftlich sehr gut versorgt wurde; die Familie des kleinen Mädchens ist jedoch zerbrochen, weil der Vater des Mädchens seelisch nicht in der Lage war, die häufigen Krampfanfälle seiner Tochter mit ansehen zu müssen. Ich bin überzeugt, dass man dieses Hirnkrampfleiden hätte vermeiden können, wenn der Impfarzt und auch die Eltern des Kindes auf die ersten Unverträglichkeitsreaktionen in Form von bloßen Hautausschlägen sensibler reagiert und die Impfserie gestoppt hätten.

Bei den bislang fast ausschließlich verwendeten Adjuvantien handelt es sich um anorganische Salze, die schwer löslich sind und damit das an sie gebundene Antigen nur langsam freigeben. Zugelassen sind hier im wesentlichen Aluminiumsalze in Form von Aluminiumphosphat und Aluminiumhydroxid. Der Vorteil von Aluminiumsalzen besteht darin, dass sie als Immunreaktion eine starke Antikörperbildung hervorrufen. Dieser Vorteil ist jedoch – wie die Ausführungen zum Risikopotential von Aluminiumverbindungen in Impfstoffen zeigen – teuer erkauft.

Was können Aluminiumverbindungen in Impfstoffen bewirken?

Sie aktivieren eher eine TH2-Reaktion des Immunsystems.

Die Erfahrungen vieler Therapeuten zeigen, dass manche schwere Erkrankung erst im zeitlichen Zusammenhang mit Impfungen aufgetreten ist und es zu einer Zunahme von Allergien, Asthma und einer TH2-Dominanz und somit zu Krebs kommen könnte. Es scheint für das kindliche Immunsystem, das zum Zeitpunkt der Geburt noch eine TH2-Dominanz aufweist, wichtig zu sein, Infektionen (z.B. Masern, Windpocken) richtig durchmachen zu können. Diese Infektionen führen zu einem »Training des Immunsystems« und deshalb bis zum 3. Lebensjahr zu einer TH1-Dominanz, die wichtig ist für eine schlagkräftige Abwehr von weiteren Infektionen durch intrazelluläre Erreger. Eine verbleibende TH2-Dominanz ab dem 3. Lebensjahr führt möglicherweise zusätzlich zu einer Disposition von Allergien und Asthma, Krankheiten, die immer mehr zunehmen.

Impfungen, die den Wirksamkeitsverstärker Aluminiumhydroxid enthalten, stimulieren u. a. die zelluläre Abwehr (TH1-Reaktion), allerdings nur sehr gering.

Insofern stellt sich die Frage, ob die Wegnahme typischer Kinderkrankheiten durch Impfungen im Alter von 0–3 Jahren und übertriebene Hygiene nicht andere Folgekrankheiten nach sich ziehen.

In diesem Zusammenhang ist eine Studie der WHO zu erwähnen, wonach gerade die »ungestörte« Auseinandersetzung des kindlichen Organismus mit der »Unhygiene« der Natur auf dem Land signifikant die Neigung zur Entwicklung von Allergien reduziert.

Viele Ärzte im Rahmen der Natur- und Erfahrungsheilkunde sind davon überzeugt, dass Impfungen die eigene menschengemäße Entwicklung im Bereich des Abwehrsystems eher behindern können.

Aus der Beobachtung von Menschengruppen, die Impfungen ablehnen (z. B. Amish People in den USA oder z. B. relativ ungeimpfte Kinder in Waldorf-Schulen), ist bekannt, dass sie weniger an Allergien leiden.

Von vielen Stellen wird dagegen behauptet – allerdings nicht bewiesen –, Impfungen seien völlig unschädlich. Daher werden immer mehr Impfstoffe öffentlich empfohlen. Neuerdings wird zusätzlich zum Sechsfachimpfstoff noch eine Impfung gegen

Meningokokken Typ C empfohlen, obwohl diese sogar bei vielen gesunden Menschen nachweisbar sind.

Inzwischen gibt es zudem eine Impfung gegen Papilloma-Viren (Gardasil), die Gebärmutterhalskrebs auslösen könnten. Im Zusammenhang mit dieser Impfung sind z.B. in den USA schon über 9000 Meldungen wegen unerwünschter Nebenwirkungen sowie Todesfälle aufgezeichnet worden.

Es wird immer wieder argumentiert, dass **nur** durch Impfungen die Seuchen und Plagen der Menschheit beseitigt werden konnten.

Als Rechtsanwältin kenne ich die Grenzen meines Wissens und erlaube mir nicht, die Richtigkeit dieser Behauptung zu beurteilen.

Tatsächlich richtig ist jedoch:

In den letzten Jahrhunderten gab es einen starken Rückgang von fast allen schweren und seuchenartigen Infektionskrankheiten (z.B. Pest, Cholera, Tuberkulose, Pocken, Diphterie).

Auch unter Medizinern ist sehr umstritten, ob der Rückgang der Seuchen **allein** auf Impfungen zurückzuführen ist oder ob der Rückgang von Seuchen eine Folge der besseren Hygieneverhältnisse und der besseren Ernährungslage der Menschen ist und nur zufällig zeitlich mit der Impfära – in etwa – zusammentraf.

Laut Prof. Ronald A. Henderson (von der John-Hopkins-University), der auch WHO-Delegierter war, gelang der Durchbruch der von der WHO organisierten Pockenbekämpfung um das Jahr 1970 nur mittels einer kombinierten neuen Strategie: Bis zu diesem Zeitpunkt wurde nur auf Massenimpfungen gesetzt. Allerdings stiegen die Erkrankungszahlen nach diesen Massenimpfungen in den damaligen Pockenländern fast überall an. Die Impfungen hinterließen keinen 100 %igen Schutz. Erst als die WHO feststellte, dass man **allein** durch Massenimpfungen die Pocken nicht ausrotten konnte, ging man modifizierter an die Sache heran:

Pockenkranke wurden in Quarantäne gehalten, Kontaktpersonen in kleinen Gruppen isoliert, die Ausscheidungen desinfiziert, und die Ernährungsgrundlagen wurden verbessert. Nach diesen »konzertierten Maßnahmen« gingen die Pockenfälle bis 1976 rapide zurück.

Die Impfpflicht gegen Pocken konnte aufgehoben werden.

Auch die Poliomyelitis ist durch konsequent durchgeführte Schutzimpfungen **und** seuchenhygienische Maßnahmen weltweit unter Kontrolle (vgl. Spiess et al. Impfkompendium 7. Auflage, Vorwort V).

XIV Vermeidung von weiteren Impfrisiken

Durch zu häufige – unnötige – Auffrischimpfungen kann es zu Impfschäden kommen. Das beste Beispiel für solche unnötigen Auffrischimpfungen sind die gegen Tetanus. Immer wieder wird – wenn der Impfpass nicht vorliegt – ärztlicherseits (auch bei nur oberflächlichen und stark blutenden Verletzungen) vorsichtshalber eine Tetanus-Impfung durchgeführt. Die Impfung gegen Wundstarrkrampf (Tetanus) ist jedoch nur angezeigt, wenn die Art der Verletzung eine Tetanusinfektion möglich erscheinen lässt, was in Friedenszeiten außerordentlich selten der Fall ist.

Der Tetanuserreger ist ein anaerober Bazillus, das heißt, er kann sich nur unter Luftabschluss entwickeln. Die Bedingungen zur Infektion waren zum Beispiel im Krieg bei Granatsplitterverwundungen gegeben, wenn Erde tief ins Gewebe gerissen wurde und die Haut darüber sich wieder schloss.

In Friedenszeiten wäre eine Gefahr der Tetanuserkrankung bei einer tiefen Verletzung mit einer Mistgabel gegeben, da in Pferdemist Tetanuserreger vorkommen können.

Es ist aber sinnlos, bei jeder oberflächlichen Schnitt- und Risswunde, die mit der Luft in Verbindung steht, gegen Tetanus zu impfen. Dies wird besonders betont, da leider immer wieder bei jeder oberflächlichen Bagatellverletzung gegen Tetanus geimpft wird (vgl. Bruker, Biologischer Ratgeber für Mutter und Kind, S. 242 f., emu-Verlag, 2013).

Selbst viele Ärzte haben enorme Wissensdefizite in Bezug auf Impfungen und Impfrisiken.

Da Ärzte im Rahmen ihrer Aus- und Fortbildung nahezu ausnahmslos nur über die Vorteile von Impfungen informiert werden und sich viele Medizinprofessoren – wie der Medizinjournalist Bert Ehgartner rügt – zu »gut bezahlten habilitierten Pharmareferenten« »degradieren« ließen und lassen, sollten Patienten die Initiative ergreifen und den Impfarzt durch ganz gezielte Fragen dazu zwingen, sich selbst vor Impfungen auch über Impfrisiken zu informieren.

- Impfen ist nun einmal – auch – Risiko.
- Nichtimpfen ist auch Risiko.
- Wie Herr Professor Christoph Wunderlich immer wieder betonte, ist das ganze Leben Risiko – und zwar von der Zeugung bis zum Grab.

Man kann als Mensch nicht mehr tun, als dieses Risiko verantwortungsbewusst kalkulierbar zu halten.

Daher lautet mein weiterer Rat:

Halten Sie Ihr persönliches Impfrisiko verantwortungsbewusst kalkulierbar.

1) **Tragen Sie stets Ihren Impfpass bei sich, um unnötige Impfungen zu vermeiden.**

2) **Informieren Sie sich rechtzeitig über ein eventuell gesteigertes Impfrisiko (z.B. wegen vorhandener Allergien).**

3) **Lassen Sie weder sich noch Ihre Kinder impfen, wenn das Immunsystem schon mit einem Infekt kämpft oder wenn Sie/sie unter physischem oder psychischem Stress stehen.**

4) **Informieren Sie von sich aus vor einer eventuellen Impfung den Arzt über ein aufgrund Ihrer Familiengeschichte eventuell vergrößertes Impfrisiko (evtl. gehäuftes Auftreten von Al-**

lergien oder Krebsfällen in der Familie), damit Sie nicht in ein Impfschema hineingepresst werden, in das Sie oder Ihre Kinder – aus welchen Gründen auch immer – nicht hineinpassen.

Die Medizinprofessoren Wolfgang Ehrengut und Christoph Wunderlich fragten mich mehrfach, ob es auch mir schon aufgefallen sei, dass in Familien, in denen Impfschäden auftraten, auch gehäuft Krebsfälle auftraten.

Seither frage ich bei Impfschadensverdachtsfällen auch immer wieder nach Krebsfällen in der Familie und bekomme sehr häufig die Antwort, dass nahe Verwandte an Krebs erkrankten und sogar an Krebs verstorben sind.

Machen Sie sich vor Impfentscheidungen immer wieder bewusst: Eine Impfung ist ein gezielter Eingriff in das Immunsystem.

Das Prinzip der Impfungen besteht – bewusst vereinfacht ausgedrückt – darin, eine »kleine Krankheit« hervorzurufen, um eine »große Krankheit« zu verhindern. Eine Impfung sollten Sie daher nach Möglichkeit nur durchführen lassen, wenn das Immunsystem zum Impfzeitpunkt in bestmöglicher Verfassung ist.

Das Thema Impfen darf nicht zur Glaubensfrage werden, sondern muss vernünftig, informiert und sensibel angegangen werden.

Werbung für Arzneimittel endet im Allgemeinen mit folgendem Hinweis: Zu Risiken und Nebenwirkungen fragen Sie Ihren Arzt oder Apotheker.

In Anlehnung an diesen Hinweis möchte ich anmerken: Zu Risiken und Nebenwirkungen von Impfstoffen und insbesondere deren Impfzusatzstoffen informieren Sie bitte Ihren Arzt und Apotheker, denn diese werden nach meinen Erfahrungen von der Pharmaindustrie und deren »habilitierten Pharmareferenten« (Medizinprofessoren) nur über die Vorteile von Impfungen unterrichtet und müssen sich angesichts der Wissensdefizite zum

Thema Impfen erst einmal selbst über die Risiken von Impfungen informieren.

Dies tun jedoch zwischenzeitlich immer mehr verantwortungsbewusste und sensible Ärzte, wie ich aus vielen positiven Rückmeldungen von hoch- und höchstkarätigen Medizinern erkennen konnte.

Immer mehr sensible und verantwortungsbewusste Ärzte erkennen die vielfältigen **Verflechtungen zwischen**

- Pharmaindustrie und STIKO,
- Pharmaindustrie und ärztlicher Fortbildung,
- Pharmaindustrie und öffentlichen Medien.

In dem Buch »Impfen – Pro und Contra« des Münchner Kinderarztes Dr. Martin Hirte, das mittlerweile in vielen Auflagen erschienen ist und sich zu einem Bestseller entwickelt hat, werden die Wissensdefizite zum Thema Impfen und die Verflechtungen zwischen Pharmaindustrie und STIKO sowie öffentlichen Medien von Auflage zu Auflage klarer und deutlicher herausgearbeitet, teilweise sogar regelrecht angeprangert.

In dem Impfkompendium von Professor Spiess, das in Kooperation mit Professor Heininger bearbeitet wird, geben selbst engagierte Impfbefürworter Wissensdefizite zum Thema Impfen zu.

Statt – wie in den ersten Auflagen des Werks – Aussagen zum Thema Impfen in der Wirklichkeitsform zu bringen, werden in den neueren Auflagen vorerwähnten Werks Aussagen zum Thema Impfen (z.B. Dauer des Impfschutzes, Bedeutung des Titers etc.) immer häufiger im Konjunktiv (Möglichkeitsform) gebracht.

Es kommt also Bewegung in die bisher von der Pharmaindustrie beherrschte Impfforschung.

Auch die Zusammensetzung der STIKO wurde in jüngster Vergangenheit verändert und verbessert:

Der jetzige Vorsitzende der STIKO, Dr. Jan Leidel und sein Vertreter, können in ihrer ins Internet eingestellten Selbstauskunft angeben, dass sie keine Zahlungen von der Pharmaindustrie erhalten, was allerdings bei ca. ⅔ der STIKO-Mitglieder nicht der Fall ist.

Professor Wolfgang Ehrengut scheute sich schon vor mehr als zwei Jahrzehnten nicht, Wissensdefizite zu Impfzusatzstoffen (insbesondere Thiomersal und Aluminiumhydroxid) und zu Langzeitfolgen von Impfungen zu thematisieren.

Als er dies damals tat, erntete er nur Hohn und Spott.

Obwohl Herr Professor Ehrengut der einzige deutsche Professor speziell für das Fach Impfwesen war, sollte er in die Ecke der Impfgegner gestellt werden, in die viele Jahre lang alle verantwortungsbewussten Ärzte gestellt wurden oder zumindest gestellt werden sollten, die es wagten, auf Risiken und Nebenwirkungen sowie mögliche (unerwünschte) Langzeitwirkungen von Impfstoffen hinzuweisen.

Heute erlauben sich jedoch viele »Ehrengut-Schüler« und immer mehr verantwortungsbewusste Impfpraktiker und Wissenschaftler, das Risikopotential der Impfzusatzstoffe nicht nur anzusprechen, sondern weitere Forschungsarbeiten hierzu zu fordern.

Wer sich über die Inhaltsstoffe von Impfstoffen individuell informieren möchte, findet zum Beispiel auf der Schweizer Plattform www.praxispaediatrie.ch eine ausführliche Datenbank mit Links zum Anklicken (Lenzen-Schulte, Martina, Impfungen – 99 verblüffende Tatsachen, S. 44).

Auch auf die Tatsache, dass Langzeitwirkungen von Impfungen bei Impfempfehlungen und Impfentscheidungen nicht oder zumindest nicht ausreichend bedacht wurden und werden, weisen in der Nachfolge von Professor Ehrengut immer mehr Mediziner hin.

Auch Dr. Martin Hirte weist schon im Vorwort zu der Auflage seines Buches »Impfen Pro und Contra« aus dem Jahre 2007 darauf hin, dass es an Forschungen und Langzeitwirkungen von Impfungen fehlt.

Selbst Professor Helmut Stickl, der ehemalige Chef der Landesimpfanstalt Bayern, thematisierte des Problem der Langzeitwirkungen von Impfungen schon 1985 (vgl. Stickl, Helmut, Impfungen in der Praxis, München 1985, S. 45), allerdings ohne hiermit bei seinen Ärztekollegen damals ein nennenswertes Echo zu finden, offenbar weil man damals noch – selbstverständlich – von einer längeren Wirksamkeit des Impfschutzes ausging, als sich in der Realität als gegeben herausstellte.

Heute weiß man, dass es bei vielen Impfungen regelmäßiger Auffrischimpfungen bedarf, wenn nicht eine natürliche Boosterung (Auffrischung des Impfschutzes durch natürlichen Kontakt mit den Krankheitserregern durch zirkulierende Wildviren) die (Impf-)Immunität auf natürliche Weise wieder erhöht hat. Die Notwendigkeit von Auffrischimpfungen z. B. für Mumps hat zwischenzeitlich auch die STIKO erkannt und im August 2012 ihre Impfempfehlungen für Mumps geändert und ergänzt.

Die empfohlenen Zeitpunkte der Wiederimpfung variieren erheblich – je nach Totimpfstoff zwischen 3 und 10 Jahren (Spiess, Heinz/Heininger, Ulrich, Impfkompendium, 6. vollständig überarbeitete und erweiterte Auflage, S. 16).

Durch häufige – zu häufige – Auffrischungsimpfungen kommt es immer wieder zu – gefährlichen – Fällen von Hyperimmunisierung.

Impfbedingter Zusammenhang zwischen Guillain-Barré-Syndrom einerseits und Tetanus-Impfungen andererseits wird selbst von der STIKO ausdrücklich anerkannt (Epidemiologisches Bulletin 06. 02. 2004).

Auch Professor Ulrich Keuth, ein sehr erfahrener Impfschadensgutachter, führt zum Thema Hyperimmunisierung (Überimpfung) in seinen Gutachten immer wieder aus:

»Zum zweiten hat dieses ... (Krankheitsbild) im Fall der Klägerin zweifelsohne mit einer **Überimpfung** zu tun« (vgl. Gutachten von Herrn Prof. Dr. Ulrich Keuth vom 19. 05. 2007 für das Sozialgericht Köln, Az. S. 8 VJ 412/06, Seite 17).

Überimpfungen müssen nicht zu einer lokalen oder allgemeinen Reaktion führen.

Überimpfungen können eine sichtbare lokale Reaktion vermissen lassen, trotzdem aber eine allgemeine Reaktion zeigen. Durch Überimpfung verursachte allgemeine Reaktionen (obwohl oft sehr unangenehm) müssen keine weiteren Folgen (z. B. sog. »Triggerung« – d. h. Auslöung – einer Autoimmun-Reaktion) haben, in Ausnahmefällen jedoch (wie jedem erfahrenen Kliniker bekannt) **können** sie dies (vgl. Gutachten von Herrn Prof. Dr. Ulrich Keuth vom 19. 05. 2007 für das Sozialgericht Köln, Az. S. 8 VJ 412/06, Seite 18).

Ehrengut (Professor für Impfwesen, ehemals Direktor der Landesimpfanstalt Hamburg) schreibt mit Blick auf die Gefahr von Überimpfungen:

»Meiner Auffassung nach sind fünf Dosen pro Individuum unter normalen Umständen ausreichend für einen lebenslangen Impfschutz«, eine darüber hinausgehende regelmäßige Boosterung alle zehn Jahre hält er für nicht ratsam (vgl. Gutachten von Herrn Prof. Dr. Ulrich Keuth vom 19. 05. 2007 für das Sozialgericht Köln, Az. S8 VJ 412/06, Seite 28/29 mit weiteren Nachweisen).

Besonders bei Tetanus-Impfungen wird häufig zu oft und unnötig geimpft (z. B. bei stark blutenden oberflächlichen Verletzungen). Wenn der Impfpass nicht greifbar ist, impfen Ärzte sehr häufig auch bei oberflächlichen und stark blutenden Verwundungen aus haftungsrechtlichen Gründen vorsichtshalber gegen

Tetanus. Da sich die bedauernswerten Ärzte in einer regelrechten Haftungsfalle befinden, ist es verständlich, wenn sie in solchen Fällen vorsichtshalber gegen Tetanus impfen.

Patienten sollten die Ärzte jedoch unterstützen und sie im Rahmen ihrer Möglichkeiten als Patient bestmöglich haftungsmäßig absichern, indem sie stets ihren Impfpass oder zumindest eine Kopie desselben bei sich tragen, um den Impfpass bei Bedarf sofort vorzeigen zu können, um hierdurch einen ausreichenden Tetanus-Impfschutz nachweisen und eine gefährliche Überimmunisierung vermeiden zu können.

Zur Tetanus-Impfung muss man Folgendes wissen:

Der Erreger des Wundstarrkrampfes ist, wie schon erwähnt, ein überall vorkommendes Bakterium, das sich aber nur unter Sauerstoffmangel vermehren und seine Krampfgifte erzeugen kann. Das ist vor allem in tiefen, nicht oder wenig blutenden Wunden der Fall, die möglicherweise noch mit Dreck verunreinigt sind. Haben sich im Rahmen einer Verletzung genug Toxine gebildet, kommt es zum gefürchteten Wundstarrkrampf. Das ist eine sehr schwere Krankheit, bei der trotz modernster intensivmedizinischer Betreuung immer noch ein Drittel der Erkrankten stirbt. Glücklicherweise ist der Wundstarrkrampf aufgrund hygienischer Maßnahmen und guter medizinischer Wundversorgung in Friedenszeiten sehr selten geworden.

Vor allem den **Nabelschnurtetanus** Neugeborener gibt es in Mitteleuropa praktisch nicht mehr.

Die meisten Tetanuserkrankungen treffen Menschen über 50, deren Abwehrlage zudem meist deutlich geschwächt ist.

Geimpft wird ein entgiftetes Tetanustoxid, das nicht die Vermehrung des Bakteriums, sondern nur die Auswirkungen des von ihm erzeugten Giftstoffes verhindert.

Diese vielleicht sinnvollste Impfung ist vergleichsweise relativ gut verträglich und bei Beachtung der Kontraindikationen nur mit einem sehr geringen Risiko verbunden.

Die **häufigsten Schwierigkeiten** ergeben sich aus der leider sehr oft praktizierten **Überimpfung:**

Bei jeder kleinen und kleinsten Verletzung wird heute regelmäßig gegen Tetanus geimpft, obwohl eine einzige vollständige Tetanusimpfserie in der Regel lebenslangen Schutz gewährleistet.

So wurde bei einer Untersuchung von Verletzten in einer chirurgischen Klinik festgestellt, dass über 97 % der Patienten bereits einen völlig ausreichenden Tetanus-Impfschutz hatten.

Bei übertrieben häufiger Impfung steigt das Risiko einer Impfkomplikation auch bei Erwachsenen erheblich, weshalb es empfehlenswert ist, im Verletzungsfalle den Impfpass mit zum Arzt bzw. in die Klinik zu nehmen und sich **keinesfalls häufiger als alle zehn Jahre gegen Tetanus impfen zu lassen.**

Angesichts des geringen Erkrankungsrisikos ist es auch im Falle der Tetanus-Impfung ohne weiteres vertretbar, ein Kind erst nach dem zweiten Lebensjahr gegen Tetanus impfen zu lassen (vgl. Koch, Ulrich, Impfen im Kindes- und Erwachsenenalter, Ein kritischer Ratgeber, überarbeitete und erweiterte Auflage Essen 2009, S. 49/50).

Sie müssen daher eigenverantwortlich entscheiden, ob Sie sich wie die Junkies durch immer mehr und immer neue Impfungen (mit all ihren unerwünschten Nebenwirkungen und unzureichend erforschten Risiken) an den »Tropf der Pharmaindustrie« hängen lassen wollen oder ob Sie Eigenverantwortung für Ihre Gesundheit und die Ihrer Kinder und Enkelkinder übernehmen wollen. Das Wissen um das durch Impfungen Erreichbare – und die Grenze des Erreichbaren – ist speziell im vergangenen Jahrzehnt enorm gestiegen. Während man in der Impfeuphorie der 70er- und 80er-Jahre des vergangenen Jahrhunderts noch davon ausging, durch eine oder schlimmstenfalls zwei Impfungen gegen eine bestimmte Krankheit könne man zuverlässig einen lebenslangen Schutz vor der Krankheit erreichen, erkennen nun immer mehr Mediziner die Grenzen des durch Impfungen Erreichbaren und die Wissensdefizite in Bezug auf Impfrisiken.

Die unzureichende Ausbildung von Mediziner/innen zu den Themen

- Inhaltsstoffe von Impfstoffen,
- pharmakologisch-pathophysiologische und
- toxikologische Wirkungen der Impfstoffbestandteile,
- Risiken und Nebenwirkungen von Impfstoffen sowie zur
- Behandlung möglicher Impfschäden oder
- Impfschadensprophylaxe-Möglichkeiten

wird in einem offenen Brief von Dr. med. vet. Peter Alex an den Gesundheitsminister Bahr vom 3. April 2012 mit deutlichen Worten beanstandet.

Im vorerwähnten offenen Brief heißt es: »Es ist Mediziner/innen derzeit von ihrer fachlichen Qualifikation her nicht möglich, gemäß § 6 IfSG auftretende Impfschadens-Verdachtsfälle fundiert zu ermitteln und zu melden«.

Bemerkenswerterweise ist in Ländern mit gesetzlicher Impfpflicht die Offenheit für das Thema »Impfnebenwirkungen« wesentlich größer als hierzulande.

Keine/r der von Dr. med. vet. Peter Alex befragten Mediziner/innen wusste, welche pathophysiologischen (krankmachenden) Wirkungen parenteral verabreichte (mit den Impfstoffen eingespritzte) Aluminiumsalze haben, die seit 1934 (!) und bis heute fast allen Impfstoffen zugesetzt werden.

Selbst ein engagierter Impfbefürworter wie Professor Spiess räumt ein:

»Nichtvermehrungsfähige Impfstoffe sind in der Regel nur schwach immunogen (eine Immunantwort auslösend). Um überhaupt eine befriedigende Immunantwort zu erzielen, müssen Verstärkerstoffe (Adjuvantien) zugesetzt werden ... Nach wie vor sind Aluminiumsalze die am häufigsten verwendeten Adjuvantien ... Die Wirkungsweise von Adjuvantien ist komplex und bisher noch nicht in allen Einzelheiten bekannt« (vgl. Spiess, Heinz/Heininger, Ulrich, Impfkompendium, 6. vollständig überarbeitete und erweiterte Auflage, S. 15).

Professor Fritze, leitender Arzt bei der Vereinigung der Privaten Krankenversicherung, äußerte in einem im September 2009 veröffentlichten Interview die Ansicht:

»**Man nimmt an,** dass die Überstimulierung eine Autoimmunkrankheit auslöst, der Körper also Antikörper gegen eigene Antigene bildet. Solche Impfschäden sind grundsätzlich bei jedem Impfstoff – mit ohne ohne Adjuvans – möglich.«

Weil die Impfstoffe Aluminium enthalten, wird die Gerinnungsneigung des Blutes erhöht (angeblich bis zu 6000fach). Durch diese erhöhte Gerinnungsneigung des Blutes kann es zu den häufig (sogar bei Säuglingen und Kleinkindern) beobachteten Infarkten in den Gefäßen von Herz und Gehirn nach Impfungen kommen. Einige weitere der bekanntesten (und auch in Beipackzetteln von Impfstoffen erwähnten) in zeitlichem Zusammenhang mit Impfungen aufgetretenen Erkrankungen sind

- Guillain-Barré-Syndrom (Lähmungen),
- chronische, autoimmun-bedingte Entzündungen von Organen und
- Multiple Sklerose.

Ob diese in den Beipackzetteln der Impfstoffe erwähnten Erkrankungen tatsächlich durch Impfungen verursacht wurden oder nur zufällig in engem zeitlichen Zusammenhang mit Impfungen auftreten (sog. »Koinzidenz«), ist derzeit wissenschaftlich nicht gesichert – weder im Sinne des positiven Nachweisverfahrens noch im Sinne des Gegenbeweises.

Auch dass sich hinter der Abkürzung »HDC-Zellkulturen« menschliche Krebszellen als Nährböden für die Virusvermehrung zur Impfstoffherstellung verbergen, gehört zum medizinischen Grundwissen, das ehrlicherweise Laien vor beabsichtigter Impfung zu vermitteln wäre.

»Sehr schwere Impfnebenwirkungen müssen (im Rahmen des Impfaufklärungsgesprächs) benannt werden, auch wenn sie noch so selten auftreten«, betonte Professor H.-J. Schmitt, langjähriger STIKO-Vorsitzender, immer wieder.

Dieser Forderung können Mediziner/innen aber nur nachkommen, wenn ihnen das nötige Fachwissen vor Aufnahme jeglicher Impftätigkeit universitär oder in Fortbildungsveranstaltungen vermittelt und die gesetzlich vorgeschriebene Aufklärungstätigkeit – unabhängig vom Ergebnis dieser Aufklärungsarbeit – als Leistung angemessen erstattet wird, selbst wenn es nach dieser Aufklärung über das Impfrisiko nicht zu einer Impfung kommt.

Dies ist jedoch bis heute nicht der Fall.

Wenn heute ein Arzt in der von der Rechtsprechung und auch von der STIKO geforderten Weise umfassend über das Impfrisiko aufklärt und es folgt wegen dieser Aufklärung über das – wenn auch statistisch gesehen – geringe Impfrisiko keine Impfung nach, bekommt der Arzt diese Aufklärungsarbeit von der Krankenkasse nicht bezahlt.

Bezahlung für seine Aufklärungsleistung erhält der Kassenarzt nach der derzeitigen Rechtslage von den Krankenkassen nur, wenn eine Impfung nachfolgt. Vor diesem finanziellen Hintergrund ist es zwar menschlich und betriebswirtschaftlich gesehen verständlich, dass der Großteil der Ärzte den Patienten vor der Impfung nur mitteilt, diese oder jene Impfung sei »fällig«.

Dieser scheinbar bequeme Weg bietet jedoch für den bedauernswerten Arzt juristische Fallen, die für den Arzt existenzbedrohend werden können, wenn sich ein sehr seltenes und schweres Impfrisiko verwirklicht. (s. S. 67 »Haftungsfalle«)

Ich habe beispielsweise einen – sehr gut verdienenden – Notar vertreten, der nach einer Grippeschutzimpfung unter so schweren Lähmungen (GBS) litt, dass er deswegen seinen Beruf nicht mehr ausüben konnte. Der Fall wurde als Impfschaden gem. § 61 ff IfSG anerkannt und von dem die Impfempfehlung aussprechenden Bundesland versorgt. Der Notar erhält Impfschadensrente. Mit dieser Impfschadensrente gab sich der Notar jedoch nicht zufrieden. Er verklagte den Impfarzt auch noch auf nicht durch die Impfschadensrente gem. § 61 ff IfSG abgedeckten Schadensersatz und insbeondere Schmerzensgeld gem. § 823 ff BGB. Der Impfarzt gab zu, dass er über das Impfrisiko nicht aufgeklärt hatte.

In der mündlichen Verhandlung vor dem Landgericht scheute sich der Rechtsanwalt des Impfarztes nicht zu argumentieren, der Notar habe als gebildeter Mensch das Risiko, durch eine so genannte »Grippeschutzimpfung« – wenn auch sehr selten – Lähmungen (GBS) zu erleiden, kennen müssen und sicher auch gekannt.

Auf diese Ausführungen hin sagte allerdings der vorsitzende Richter der mit diesem Fall befassten Zivilkammer des zuständigen Landgerichts, er halte sich auch für einen gebildeten Menschen; er habe allerdings dieses Risiko, durch eine »Grippeimpfung« (richtig: Influenzaimpfung) Lähmungen zu bekommen, bis zum Tag dieser mündlichen Verhandlung auch nicht gekannt und sich jahrelang alljährlich »brav« und in Unkenntnis des Impfrisikos gegen »Grippe« impfen lassen. Er habe zudem erst durch diesen Prozess erfahren, dass die vermeintliche »Grippeschutzimpfung« in Wahrheit nur eine »Influenzaimpfung« ist, die nur gegen einen kleinen Teil der Krankheitserreger wirkt, die im Volksmund als »Grippe« bezeichnet werden.

Zur »Influenzaimpfung« muss man zudem noch wissen, dass diese – wenn überhaupt – nur gegen die drei häufigsten in der vergangenen Saison auftretenden Influenzaviren wirkt.

Wie Herr Dr. Harald von Zimmermann immer wieder humorvoll betonte, ist das dümmste Virus jedoch intelligenter als der klügste Immunologe. Viren ändern sich nämlich im Laufe der Zeit immer wieder rasch und auf erstaunliche Weise.

In der aktuellen Grippesaison impfen wir also quasi gegen den »Schnee von gestern«, d.h. gegen die drei in der letzten Grippesaison häufigsten Viren.

Ich hoffe, Sie so ausreichend mit Wissen über Impfrisiken und Hinweisen zu sensiblerem Umgang mit Impfrisiken »geimpft« zu haben, dass Sie in der Lage sind, eine verantwortungsbewusste Impfentscheidung treffen zu können und Ihr persönliches Impfrisiko so klein wie irgend möglich zu halten.

Denken Sie immer an die Worte von Herrn Professor Wunderlich:
- Impfen ist Risiko.
- Nichtimpfen ist auch Risiko.

Halten Sie als mündiger und verantwortungsbewusster Patient Ihr persönliches Impfrisiko und das Ihrer Kinder und Enkelkinder so klein wie irgend möglich.

Helfen Sie als mündiger Patient aber auch Ihrem Impfarzt, sein eigenes Haftungsrisiko so gering wie möglich zu halten, indem Sie möglichst immer Ihren Impfpass bzw. eine Kopie desselben bei sich tragen (um hierdurch unnötige Auffrischimpfungen zu vermeiden), und weisen Sie von sich aus den Arzt auf bestehende Allergien gegen Impfstoffbestandteile hin.

Denken Sie immer daran:
Pauschalreisen sind gut.
Pauschalimpfungen sind problematisch!

In folgenden Fällen sollte ein Kind nach Meinung vieler sensibler Ärzte – die sich mit dieser Absicht allerdings im Widerspruch zu den Empfehlungen der STIKO befinden – keinesfalls geimpft werden:
1) **Bei jeder akuten oder fieberhaften Erkrankung. Das gilt auch, wenn nur der Verdacht besteht, dass irgendwo eine Ansteckung stattgefunden hat (Inkubationszeit), sowie**
2) **in der Erholungsphase (Rekonvaleszenz) nach einer Krankheit.**

In diesen Zeiten, selbst wenn nur ein schwacher Schnupfen vorliegt, läuft unser Abwehrsystem bereits auf Hochtouren und ist oft nicht in der Lage, auf eine Impfung angemessen zu reagieren. Am größten ist das Risiko aber, wenn man in die Ansteckungsphase einer Krankheit (d. h., wenn man schon infiziert, aber noch nicht krank ist) hineinimpft. Hier lassen sich mitunter die schwersten Störungen bis hin zum Tod des Impflings beobachten! Auch Herr Professor Wolfgang Ehrengut sieht dies so.

In einem derartigen Todesfall eines Säuglings, der drei Tage zuvor mit DPT/HIB/OPV-Vakzine geimpft wurde, hatte der Impfarzt ungeachtet eines Nasen-Rachen-Infekts die Impfung vorgenommen, obwohl im BGA-Merkblatt Nr. 32 vom April 1985 »eine besonders sorgfältige Voruntersuchung vor der DPT-Impfung« allen Ärzten empfohlen wurde.

Der Impfarzt betrachtete eine Rhinitis nicht als Kontraindikation. Ein Gutachter meinte außerdem, es gäbe keine Hinweise,

dass eine Rhinitis (Schnupfen) das Risiko von Impfkomplikationen erhöhe.

Herr Professor Wolfgang Ehrengut sah dies anders. Er führte aus: »Eine Rhinitis ist im Wesentlichen auf Adeno- und Rhi-
novirusinfektionen zurückzuführen und muss deshalb gerade
bei jungen Säuglingen als ernste Erkrankung gewertet werden«.
In seinem Gutachten hat Herr Prof. Ehrengut diesen Fall mit
schrillem Schreien nach Mehrfachschutzimpfung als Impfschaden anerkannt (es spricht »mehr dafür als dagegen«). Das
Versorgungsamt widersprach. Das Sozialgericht Karlsruhe
folgte dem Gutachten von Herrn Prof. Ehrengut (S 9 VJ 3138/98).

Unverständlicher- und bedauerlicherweise unterblieb nach
dem Tod des Säuglings eine Autopsie, die zu einer sicheren
Klärung der Kausalitätsfrage hätte beitragen können (vgl.
Ehrengut Wolfgang, Erfahrungen eines Gutachters über Impf-
schäden in der Bundesrepublik Deutschland von 1955–2004,
Books on Demand GmbH, Norderstedt 2004, S. 40).

Weiterhin sollte nicht geimpft werden
3) **bei chronischen Infektionen, z.B. bei chronischer Bronchitis
oder chronisch entzündlichen Darmerkrankungen,**
4) **bei Störungen oder künstlicher Unterdrückung/Schädigung
des Immunsystems (Antikörpermangelsyndrom, Immun-
suppression durch Cortison oder ähnliche Medikamente,
Strahlentherapie, Blutkrebs (Leukämie) etc., bei Blutbild-
störungen (z.B. Mangel an Blutplättchen-Thrombozytopenie)
und**
5) **bei sehr alten Menschen, weil bei ihnen eine Immunantwort
meist schwach ausfällt und die Störung durch die Impfung
häufiger zu schweren bis tödlichen Erkrankungen führen
kann.**

6) bei Neurodermitis und allergischen Erkrankungen (insbesondere Eiweißallergien, da viele Impfstoffe auf tierischem oder bakteriellem Eiweiß gezüchtet werden).

In diesen Fällen sind viele Ärzte der Meinung, dass gerade diese Betroffenen geimpft werden müssen.

Wer allerdings mehrfach erleben musste, dass eine Neurodermitis oder Allergie sich nach einer Impfung deutlich verschlechterte und mit Medikamenten, selbst homöopathischen Arzneien, kaum noch zu beeinflussen war, nimmt Abstand und warnt vor einem solchen Vorgehen!

7) bei neurologischen Erkrankungen wie angeborenen Hirnschäden und Krampfneigung (zentral-nervöse Anfallsleiden).

Hier ist äußerste Vorsicht gegenüber Impfungen geboten. Bei derartigen Vorerkrankungen ist die Gefahr sehr groß, weitere und schwerere Krampfanfälle oder gar Lähmungen hervorzurufen. Leider ist in diesen Fällen das Risiko ziemlich groß, durch die natürliche Erkrankung eine Verschlimmerung des Gesundheitszustandes in Kauf nehmen zu müssen. Dies kann und darf aber nicht der Grund sein, dieses nicht unbeachtliche Risiko durch eine ärztliche Maßnahme in Kauf zu nehmen, zumal im Schadensfalle ein Impfschaden wegen der Vorerkrankung in der Regel nicht als solcher erkannt und anerkannt wird!

8) wenn auf eine früher stattgefundene Impfung eine unverhältnismäßig starke Reaktion (hohes Fieber, Ausschläge, neurologische Störungen, Krämpfe, deutliche Verschlechterung des Allgemeinzustandes) stattgefunden hat.

Hier hat der gesamte Organismus des Impflings bereits die Unverträglichkeit des Impfstoffes signalisiert. Sie sollten sich deshalb keineswegs mit dem Argument unter Druck setzen lassen, sonst die ganze Impfserie wirkungslos gemacht zu haben.

Jede einzelne Injektion führt zu einer Reaktion des Immunsystems, und wenn die Immunantwort überschießend ist, zeigt dies, dass die Grenze der Belastbarkeit des Impflings bereits erreicht ist. Deshalb ist das Risiko einer Impfstörung deutlich erhöht, wenn bereits auf eine vorangegangene Impfung mit heftigen Krankheitszeichen reagiert wurde.

Geben wir allerdings immer gleich die mitverordneten Fieberzäpfchen, unterdrücken wir die fieberhafte Auseinandersetzung des Immunsystems mit dem Impfstoff und verhindern damit eine echte Bewältigung der Impfung. Daher ist wichtig zu beachten: Fieberzäpfchen sind nur ein Notfallmedikament, das nur bei hohem, auch nicht homöopathisch oder mit Hausmitteln (z.B. Wadenwickeln) behandelbarem (das ist sehr selten!) Fieber seinen Einsatz finden sollte.

Ein wirklich gesunder und reaktionsfähiger Körper bewältigt eine Impfung – wie auch den natürlichen Erregerkontakt – ohne wesentliche Symptome.

Aber nach einer Erkrankung mit dem natürlich vorkommenden Krankheitserreger besteht in der Regel **lebenslange Immunität** mit einem hohen Antikörpertiter, während nach einer Impfung nur ein zeitlich begrenzter Schutz existiert (vgl. Koch, Ulrich, Impfen im Kindes- und Erwachsenenalter, Ein kritischer Ratgeber überarbeitete und erweiterte Auflage Essen 2009, S. 42 bis 44), wobei allerdings niemand sicher sagen kann, wie lange der Schutz wirkt.

Fazit:

Bitte bedenken Sie vor einer Impfentscheidung:

1) Das moderne, pflegeleichte Kind, das nie krank ist, kann **allein** durch noch so viele Impfungen nie produziert werden!
2) Auch die beste Impfung bietet keinen 100 %igen Schutz vor der Krankheit, gegen die geimpft wurde!
3) Der Impfschutz ist nur zeitlich begrenzt. Dies wissen aber zu wenige Menschen.
4) Mindestens genauso wichtig wie Impfungen sind für die Gesunderhaltung eine gesunde Ernährung mit vitalstoffreicher Vollwertkost und eine naturgemäße Lebensführung.

Herr Dr. Harald von Zimmermann führte schon 1993 beim 11. Internationalen Ärzte-Kongress für Erfahrungsmedizin in Interlaken wörtlich Folgendes aus: »**Das Ziel, sogenannte ›Kinderkrankheiten‹ durch Massenimpfungen auszurotten, birgt auf lange Sicht Gefahren in sich, die angesprochen und diskutiert werden müssen ...**

Dieses Ziel wird jetzt schon in WHO-Kreisen in Frage gestellt, weil dazu eine nahezu 100 %ige Durchimpfung erforderlich wäre ... Die von der WHO propagierten – also weltweit geltenden – Impfprogramme berücksichtigen nicht die völlig unterschiedlichen Voraussetzungen in den Entwicklungsländern und den sogenannten zivilisierten Ländern. Die derzeitige ... Impfstrategie ist ein Szenarium ins Ungewisse.«

Diesen weisen Worten eines erfahrenen Impfarztes – und keinesfalls Impfgegners – habe ich als Juristin nichts mehr hinzuzufügen.

Literaturverzeichnis

Albomico, Hans Ulrich: Gewaltige Medizin, Verlag Paul Haupt, Bern Stuttgart Wien, 1998

Arbeitsgemeinschaft für differenzierte Impfungen: Postfach, 3000 Bern 9, »Der individuelle Impfentscheid«, Oktober 1998

Bruker, Max Otto: Biologischer Ratgeber für Mutter und Kind, emu-verlag, Lahnstein, 2013

Bundesgesundheitsblatt 4/2002

Der Arzneimittelbrief 79.39, Nr. 8, August 2005

Ebert, Jenö: Trotz Behandlung gesund werden und auch bleiben, VAK Verlags GmbH & Co.KG, 2005

Ehgartner, Bert: Die Akte Aluminium, Steyr 2012

Ehrengut, Wolfgang: Erfahrungen eines Impfgutachters über Schäden in der Bundesrepublik Deutschland von 1955–2004, ISBN 3-8334-1091-4

Engelbrecht, Thorsten/Köhnlein, Claus: Virus-Wahn, emu-Verlag 2009

Geiß/Greiner: Arzthaftungsrecht, 4. Auflage

Hartmann, Klaus: Impfen, bis der Arzt kommt, München 2012

Heusser, Peter: Gesundheitsförderung – eine neue Zeitforderung, Peter Laug Verlag, Bern Berlin Brüssel, Frankfurt 2002

Hirte, Martin: Impfen Pro & Contra, Das Handbuch für die individuelle Impfentscheidung, 17. Aufl., München 2012

Jilg, Wolfgang: Schutzimpfungen, Kompendium zum aktiven und passiven Impfschutz, 2. überarb. Aufl. 2000, ecomed Verlagsgesellschaft, Landsberg/Lech

Koch, Ulrich: Impfen im Kindes und Erwachsenenalter. Ein kritischer Ratgeber, Essen 2009

Kummer: Impfungen, Hilfen zur freien Entscheidung

Mutter, Joachim: Gesund statt chronisch krank, fit fürs Leben Verlag 2009

Petek-Dimmer, Anita: Kritische Analyse zur Impfproblematik, Verlag Aegis, Schweiz, 2004

www.praxispaediatrie.ch

Schmitt, Heinz-J.: Impfungen für Kinder, 2000

Spiess/Heininger/Jilg: Impfkompendium, 7. Aufl. 2012

Stickl, Helmut: Impfungen in der Praxis, München 1985

Weißer K et al.: Sicherheit von Impfstoffen im Bundesgesundheitsblatt 2009, 52: 1053–1064

Ein Verlag, ein Haus, eine Philosophie.

Millionen Bundesbürger kennen den kämpferischen Ganzheitsarzt Dr. Max Otto Bruker (1909–2001) aus dem Fernsehen, aus Vorträgen, durch den »Mundfunk« überzeugter Patienten. Vor allem lesen sie aber die rund 30 Bücher des schwäbischen Humanisten und Seelenarztes. Mit einer Gesamtauflage von über drei Millionen Exemplaren ist Max Otto Bruker der wohl bedeutendste medizinische Erfolgsautor im deutschsprachigen Raum. Der – in der Nachfolge des Schweizer Reformarztes Bircher-Benner scherzhaft »Deutschlands Vollwertpapst« genannte – Massenaufklärer, langjährige Klinikchef und Ernährungsspezialist lehrt zwei fundamentale Erkenntnisse Patienten wie Gesunden: Der Mensch wird krank, weil er sich falsch ernährt. Der Mensch wird krank, weil er falsch lebt.

Hinter den Erfolgstiteln des emu-Verlages steht ein bedeutender Forscher und Arzt, eine Bewegung, ein Haus und tausende Schülerinnen und Schüler. 1994 wurde das »Dr.-Max-Otto-Bruker-Haus«, das Zentrum für Gesundheit und ganzheitliche Lebensweise, auf der Lahnhöhe in Lahnstein bei Koblenz bezogen. Es stellt die äußere Krönung des Brukerschen Lebenswerkes dar: Der lichte Bau mit seinem Grasdach, den Sonnenkollektoren, seinen Seminarräumen, dem Foyer mit der Glaskuppel, dem liebevollen Biogarten, dem »Raum der Stille« und der Kneippanlage ist als Treffpunkt für all jene konzipiert, denen körperliche und seelische Gesundheit, ökologische und spirituelle Harmonie Herzensbedürfnis und Sehnsucht sind.

Hinter dem eleganten Halbmondkorpus mit dem markanten Grasdach verbirgt sich eine Begegnungsstätte für Gesundheitsbewusste, Seminarteilnehmer, Trost-, Ruhe- und Anregungsbedürftige.

Feste Termine
Jeden Montag, 19.00 Uhr: Gesprächskreis Lebensberatung mit Dipl.-Psych. Hassan El Khomri
Jeden Dienstag, 18.30 Uhr: Vortrag Dr. phil. Mathias Jung (Lebenshilfe und Philosophie)
Jeden Mittwoch, 10.30 Uhr: Fragestunde mit Dr. med. Jürgen Birmanns (Ärztlicher Rat aus ganzheitlicher Sicht)

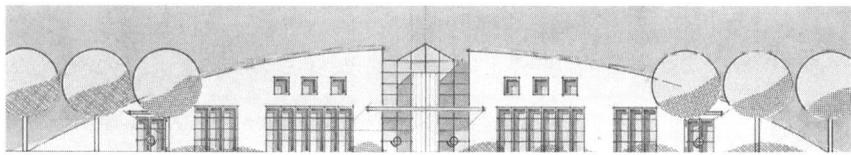

Das Dr.-Max-Otto-Bruker-Haus

Ausbildung Gesundheitsberater/in GGB
Lebensberatung/Frauen-, Männer- und Paargruppen

Die vitalstoffreiche Vollwertkost hat ihre Verbreitung, auch im klinischen Bereich, durch die unermüdliche Information und praktische Durchführung von Dr. M. O. Bruker gefunden. Um die Erkenntnisse gesunder Lebensführung und die durch falsche Ernährung provozierte Krankheitslawine ins öffentliche Bewusstsein zu rücken, bildet die von ihm 1978 gegründete »Gesellschaft für Gesundheitsberatung GGB e.V.« ärztlich geprüfte Gesundheitsberaterinnen und Gesundheitsberater GGB aus. Über 5000 Frauen und Männer haben bislang die berufsbegleitende Ausbildung bestanden. Sie wirken in Volkshochschulen, Bioläden, Lehrküchen, Krankenhäusern, ärztlichen Praxen, Krankenversicherungen und ähnlichen Bereichen.

Auf der Lahnhöhe erhalten sie durch das GGB-Expertenteam nicht nur eine sorgfältige Grundlagenausbildung über die vitalstoffreiche Vollwerternährung und den Krankmacher der »entnatürlichten« (denaturierten) Zivilisationsernährung (raffinierter Fabrikzucker, Auszugsmehle, fabrikatorische Öle und Fette, usw.), sondern gewinnen auch Einblick in die leibseelischen Zusammenhänge der Krankheiten.

Praxisseminare/Kochkurse

Das Dr.-Max-Otto-Bruker-Haus verfügt über eine Lehrküche sowie einen großen Kräutergarten. Hier werden zahlreiche vegetarische Koch- und Backkurse für eine moderne vitalstoffreiche Vollwertkost angeboten. Der Schwerpunkt liegt auf einer »alltagstauglichen«, aber dennoch fantasievollen, gesunden Ernährung.

Das Programm umfasst Einführungskurse in die vitalstoffreiche Vollwertkost, Brotbackkurse, Männerkochkurse, Weihnachtsbäckerei, Wildkräuterseminare (incl. Zubereitung von Wildkräutergerichten).

Anfragen zur Gesundheitsberater-Ausbildung wie zu allen weiteren Seminaren, den Selbsterfahrungsgruppen, Lebensberatung, Gestalt- und Paartherapie bei Dr. Mathias Jung und weiteren Tages- und Wochenendseminaren sowie Einzelberatung sind zu richten an die Gesellschaft für Gesundheitsberatung GGB e.V., Dr.-Max-Otto-Bruker-Str. 3, 56112 Lahnstein
(Tel.: 0 26 21/91 70 10, 91 70 17, 91 70 18, Fax: 0 26 21/91 70 33).
E-Mail: seminare@ggb-lahnstein.de
Internet: www.ggb-lahnstein.de

Fordern Sie ebenfalls ein kostenloses Probe-Exemplar der Zeitschrift »Der Gesundheitsberater« an.

Bücher von Dr. M. O. Bruker aus dem emu-Verlag

Bruker: **Unsere Nahrung –
unser Schicksal**
459 S., gebunden,
ISBN 978-3-89189-003-5

Bruker:
**Lebensbedingte
Krankheiten**
363 S., gebunden,
ISBN 978-3-89189-006-6

Bruker: **Idealgewicht
ohne Hungerkur**
121 S., gebunden,
ISBN 978-3-89189-005-9

Bruker: **Stuhlverstopfung**
145 S., gebunden,
ISBN 978-3-89189-004-2

Bruker:
**Herzinfarkt
Herz-, Gefäß- und
Kreislaufkrankheiten**
177 S., gebunden,
ISBN 978-3-89189-007-3

Bruker: **Leber-, Galle-,
Magen-, Darm- und
Bauchspeicheldrüsen-
erkrankungen**
187 S., gebunden,
ISBN 978-3-89189-008-0

Bruker: **Erkältungen
müssen nicht sein**
165 S., gebunden,
ISBN 978-3-89189-009-7

Bruker: **Rheuma – Ursache
und Heilbehandlung**
176 S., gebunden,
ISBN 978-3-89189-010-3

Bruker/Gutjahr: **Biologischer
Ratgeber für Mutter und Kind**
352 S., gebunden,
ISBN 978-3-89189-011-0

Bruker: **Diabetes – Ursachen
und biologische Behandlung**
132 S., gebunden,
ISBN 978-3-89189-012-7